Jugendliche mit Angststörungen unterstützen

Renate Götz Verlag

Malene Klindt Bohni

JUGENDLICHE MIT ANGSTSTÖRUNGEN UNTERSTÜTZEN

Ein Leitfaden für
Eltern und Fachleute

Übersetzung aus dem Dänischen von
Eileen Petersmann

Renate Götz Verlag

Titel des dänischen Originals:
Støt unge med angst. En guide til forældre og fagprofessionelle

Autorin: Malene Klindt Bohni
Übersetzung: Eileen Petersmann

2. Auflage, April 2025

A-2731 Dörfles, Römerweg 6
info@rgverlag.com
rgverlag.com

Coverbild: time. photocase.com
Layout & Gesamtgestaltung: Eva Denk . outlinegrafik.at
Illustrationen:
nadiinko/Adobestock.com S. 15, 16
ph7 kommunikation . ph7.dk S. 74, 76, 77, 97
alle anderen Eva Denk, auf Basis des dänischen Originals von ph7 kommunikation

Produktion: FINIDR, s.r.o., Český Těšín, Tschechische Republik, finidr.de

ISBN 978-3-902625-77-9

INHALT

VORWORT

Ängste sind nur eine Phase, da muss man durch. Das ist eine weit verbreitete Meinung. Aber wir wissen aus zahlreichen Studien, dass Ängste in der Regel nicht von alleine verschwinden oder vorübergehen.

Angststörungen betreffen alle Altersgruppen und besonders unter Jugendlichen sind sie sowohl ein großes als auch ein verbreitetes Problem. Diese krankhaften Ängste können sehr beeinträchtigend sein und ohne die richtige Hilfe kann diese sehr unangenehme Krankheit junge Menschen bis in das Erwachsenenalter verfolgen – oftmals mit der Folge einer deutlich verringerten Lebensqualität. Darum ist es wichtig, dass Eltern, Lehrerinnen und Lehrer und andere Berufsgruppen im Umfeld von Jugendlichen Wissen über Angststörungen besitzen, damit sie besser gerüstet sind, wenn es darum geht, die Jugendlichen zu erkennen, die von den unterschiedlichen Formen der Krankheit betroffen sind, und ihnen helfen zu können.

Dieses Buch richtet sich an Eltern von Jugendlichen mit Angststörungen genauso wie an Lehrerinnen und Lehrer, Mentorinnen und Mentoren und andere Berufsgruppen, die mit dieser Zielgruppe arbeiten.

Das Ziel des Buches ist, alle im Umfeld der Betroffenen auf den gleichen Wissensstand zu bringen, damit alle – ausgehend von gemeinsamem Hintergrundwissen – zusammen daran arbeiten können, die Betroffenen, so gut es geht, zu unterstützen und ihnen zu helfen.

Angststörungen sind so weit verbreitet, dass jeder – beruflich oder privat – irgendwann mit einer betroffenen Person zu tun haben wird. Aus meiner Arbeit weiß ich, dass Eltern und Pädagoginnen und Pädagogen oft unsicher sind, wie sie am besten unterstützend und helfend wirksam werden können. Ebenso kann es schwierig sein zu wissen, was denn „das Richtige" zu tun sei. Denn das, was einem unmittelbar als einleuchtend richtig erscheint, kann auf lange Sicht dazu beitragen, die Angststörung aufrechtzuerhalten.

Das Wissen über Angststörungen ist daher eine wichtige Voraussetzung dafür, helfen zu können, und es ist die Absicht dieses Buches, dabei zu unterstützen. Das Buch konzentriert sich auf Jugendliche, aber da Angststörungen Menschen aller Altersgruppen betreffen und sich auf vergleichbare Art und Weise äußern, kann es auch genutzt werden, um Angststörungen bei Kindern und Erwachsenen zu verstehen.

Im Buch werden die neuesten Erkenntnisse über Angststörungen bei Jugendlichen besprochen – zum Beispiel die verschiedenen Komponenten von Angst, die verschiedenen Formen von Angststörungen, deren Verbreitung und Ursachen. Beim Lesen bekommt man Einblicke darin, welche Behandlungsmethoden die effektivsten sind – die kognitive Verhaltenstherapie und die medikamentöse Behandlung. Außerdem wird ein Hands-on-Wissen darüber vermittelt, wie man einen jungen Menschen, der von Angststörungen betroffen ist, am besten unterstützen kann. Es wird immer wieder Fallbeispiele aus dem Klinikalltag geben, die alle anonymisiert sind, um die Identität der Personen zu wahren.

Kapitel 1

WAS IST EINE **ANGSTSTÖRUNG?**

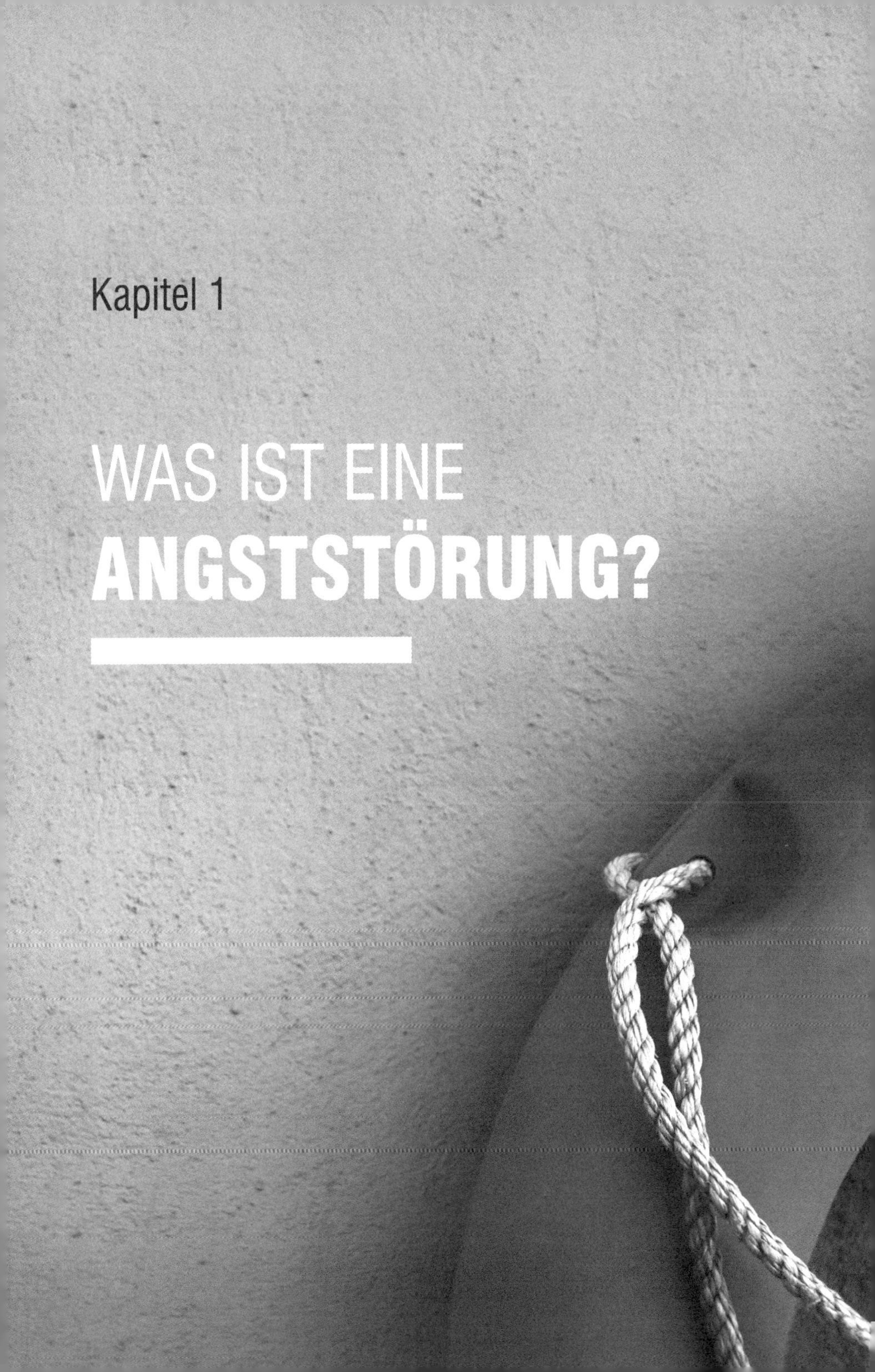

ANGSTSTÖRUNGEN AUS GESCHICHTLICHER PERSPEKTIVE

Angsterkrankungen existieren wahrscheinlich schon seit Anbeginn der Menschheit. Aber das Wissen und Verständnis, das wir heute in Bezug auf Ängste haben, hat sich erst in den letzten Jahrzehnten entwickelt.

Im alten Griechenland – vor über 2000 Jahren – benutzte man den Terminus *Hysterie*, um einen Geisteszustand zu beschreiben, der von intensiven Angstgefühlen geprägt ist. Das Wort *Hysterie* stammt vom griechischen Wort *hysterikos* ab, das *Gebärmutter* bedeutet, und man betrachtete es als etwas, das ausschließlich Frauen betraf. Dem Philosophen Platon (427 bis 347 v. Chr.) zufolge wurde Hysterie dadurch verursacht, dass die Gebärmutter im Körper auf Wanderschaft ging, weil die Frau sich danach sehnte, schwanger zu werden.

In der Renaissance (ca. 14. bis 17. Jahrhundert) wurden Frauen mit Angstleiden als Hexen angesehen. Wenn die Frauen über ihre Ängste sprachen oder physische Angstsymptome zeigten, die man sich anders nicht erklären konnte, wurden sie mithilfe von Folter oder Hinrichtung „behandelt".

Im Zuge der großen Kriege – unter anderem des Amerikanischen Bürgerkrieges (1861 bis 1865) und des Ersten und Zweiten Weltkrieges – wurde anerkannt, dass Angstleiden auch Männer treffen können. Dieses Leiden würde man heute Posttraumatische Belastungsstörung (kurz PTBS) nennen.

Der Hysteriebegriff wurde seither durch den Neurosebegriff abgelöst, der sich besonders vor dem Hintergrund der verschiedenen Neurosetheorien des Begründers der Psychoanalyse Sigmund Freud (1856 bis 1939) verbreitete. Wie auch im alten Griechenland war Freuds ursprüngliche Theorie zu Angstneurosen, dass die Ängste mangelnder sexueller Befriedigung geschuldet seien. Später entwickelte Freud eine Theorie, die besagte, dass Ängste Ausdruck verdrängter Gefühle seien. Und noch später entstand die Theorie, Ängste seien Ausdruck eines inneren Konfliktes zwischen den Trieben des *Es* auf der einen und den Verboten des *Über-Ichs* auf der anderen Seite.

Letztere Theorie baute auf Freuds Drei-Instanzen-Modell auf, in dem das *Es* als Quelle unserer Instinkte und Triebe angesehen wird; das *Ich* als regulierende Instanz, gesteuert von Logik und Vernunft, während das *Über-Ich* die moralische, kontrollierende und richtende Instanz war.

Neurose war ein Sammelbegriff, den man für Angststörungen bis ins Jahr 1980 gebrauchte, als der amerikanische „diagnostische und statistische Leitfaden psychischer Störungen", DSM-III, veröffentlich wurde. Im Leitfaden bekamen Angstzustände neue Bezeichnungen und es wurden konkrete Kriterien für die verschiedenen Erkrankungen eingeführt.

Erst in den letzten Jahrzehnten wurde anerkannt, dass auch Kinder und Jugendliche von Angststörungen betroffen sein können. Vor allem in den letzten Jahren wurde der Fokus darauf gerichtet, wie viele Kinder und Jugendliche mit Ängsten kämpfen, und es sind effektive Behandlungsangebote entstanden, die sich an diese Altersgruppe richten.

ANGST VERSUS FURCHT

Besonders Philosophen und Theologen – unter anderem der dänische Theologe Søren Kierkegaard (1813 bis 1855) und der deutsche Philosoph Martin Heidegger (1889 bis 1976) – unterscheiden zwischen Furcht und Angst, wobei Furcht gegen eine Gefahr von außen gerichtet, Angst hingegen unbegründet ist. In der modernen Psychologie und Psychiatrie nimmt man diese Trennung nicht vor. Die Angst kann sich im psychologischen Sinne gegen etwas Spezielles richten (sowohl reelle Gefahren, wie z. B. Krieg oder Krankheiten, als auch harmlose Dinge, wie z. B. Aufzüge oder Spinnen), ebenso kann sie aber auch unbegründet sein. Anstatt zwischen Furcht und Angst zu unterscheiden, unterscheidet man im psychologischen und psychiatrischen Sinne zwischen normaler und krankhafter Angst.

NORMALE ANGST VERSUS KRANKHAFTE ANGST

Angst ist ein Gefühl, das wir alle kennen. Die Fähigkeit, Angst zu verspüren, ist nämlich ein Mechanismus, der dem Menschen über Jahrtausende hinweg geholfen hat zu überleben, und ist somit eine natürliche Reaktion, wenn wir spüren, dass Gefahr im Verzug ist. Die Angst setzt den Körper in Alarmbereitschaft, damit er in einer Gefahrensituation entweder bereit ist zu kämpfen oder zu fliehen. Das Gehirn schickt mit anderen Worten die Nachricht an den Körper, dass er jetzt arbeiten muss.

Wenn wir Angst verspüren, geschehen dadurch verschiedene Dinge in unserem Körper:

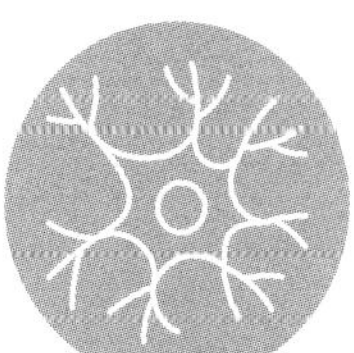

Das sympathische Nervensystem (siehe Seite 17) schickt die Stresshormone Adrenalin und Noradrenalin in den Körper, um dem Körper zusätzliche Energie und Ausdauer zuzuführen. Das Gefühl, das Adrenalin im Körper auslöst, ist für manche vergleichbar mit dem, was man spürt, wenn man wütend wird, was zum Teil erklären kann, warum manche Angst dadurch ausdrücken, indem sie Wut zeigen.

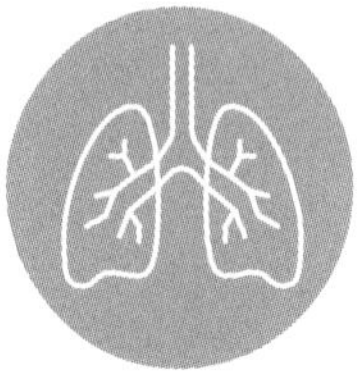

Wir fangen an, schneller zu atmen, da unsere Muskeln eine große Menge Sauerstoff brauchen, um zu kämpfen oder zu flüchten. Manche verspüren Schwindel oder Atemnot, andere fangen an zu hyperventilieren.

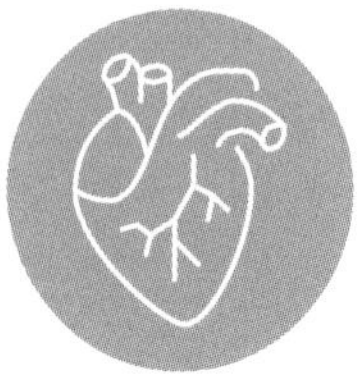

Wenn wir schneller atmen, erhöht sich der Puls und das Herz schlägt schneller, sodass mehr Blutzirkulation in den Armen und Beinen stattfindet, damit wir bereit sind, zu kämpfen oder zu fliehen.

Damit der Körper reagieren kann, wird Blut in die großen Muskelgruppen gepumpt, was viele als Muskelanspannung wahrnehmen. Die angespannten Muskeln können auf die Blase drücken, somit kann es zu einem verstärkten Harndrang bekommen. Die kleineren Muskelgruppen werden mit weniger Sauerstoff versorgt, da sie nicht so wichtig sind, um kämpfen oder flüchten zu können, und deswegen kann ein taubes oder kribbelndes Gefühl z. B. in den Fingerspitzen entstehen.

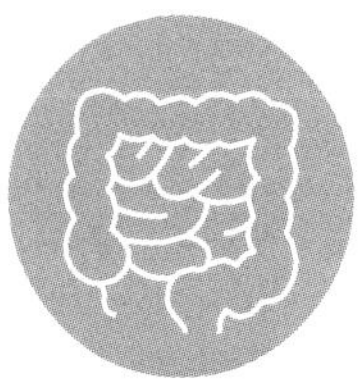

Um Energie zu sparen, wird die Verdauungsaktivität herabgesetzt, was sich durch Übelkeit, Kribbeln im Bauch oder Bauchschmerzen äußern kann. Die Speichelbildung wird gedrosselt, sodass man einen trockenen Mund bekommen kann.

Um die überschüssige Wärme, die produziert wird, loszuwerden, schwitzt der Körper. Dies kann auch mit Erröten einhergehen.

Diese körperlichen Reaktionen können sehr unangenehm sein, aber sie haben alle das nützliche Ziel, den Körper auf einen Kampf oder eine Flucht vorzubereiten, wenn wir uns in einer potenziell bedrohlichen Situation befinden – wie z. B. ein Angriff von einem gefährlichen Tier oder eine plötzlich entstandene Krisensituation im Straßenverkehr.

Die krankhafte Angst unterscheidet sich von der normalen dadurch, dass die Angst in Situationen auftritt, die gar nicht gefährlich sind oder in denen die Gefahr in hohem Maße überbewertet wird. Darum kann eine krankhafte Angst erhebliches Leid mit sich führen und die Lebensqualität in eine negative Richtung beeinflussen.

Es gibt verschiedene Formen von Angststörungen, sie werden im nächsten Kapitel beschrieben.

SYMPATHIKUS UND PARASYMPATHIKUS

Das vegetative Nervensystem ist nicht willentlich kontrollierbar und besteht aus zwei verschiedenen Systemen:

- Das sympathische Nervensystem befähigt den Körper dazu, eine akute Belastung zu meistern, und macht es dem Körper möglich, schnell und zielsicher auf eine Gefahr zu reagieren.
- Das parasympathische Nervensystem hilft dabei, die Zustände im Körper zu normalisieren, wenn eine Gefahrensituation überstanden ist.

Kapitel 2

ANGST-
STÖRUNGEN

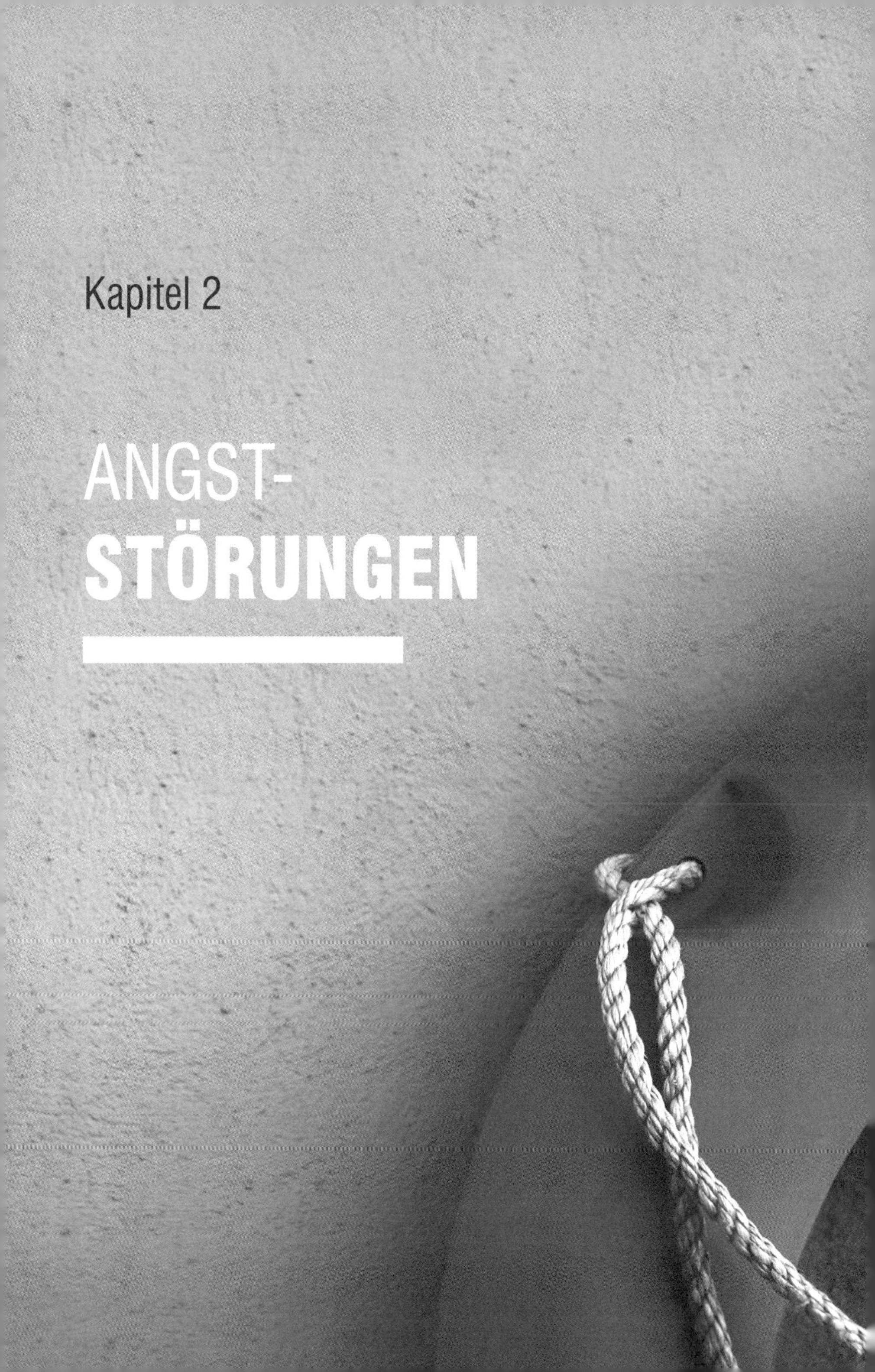

Menschen sind verschieden. Das sind Menschen mit Angststörungen ebenfalls. Trotzdem zeigen sich gemeinsame Muster in der Art und Weise, wie sich die Angst manifestiert, und diese Muster treten bei den Betroffenen in ähnlicher Form auf.

DIE KOMPONENTEN DER ANGST

Übergeordnet besteht die Angst aus vier Komponenten: Gedanken, Gefühle, körperliche Symptome und Verhalten.

Gedanken

Die Gedanken, die in Verbindung mit einer Angst stehen, sind oft verzerrt und drehen sich um mögliche Gefahren. Das Denken kann davon gekennzeichnet sein, dass man

a) die Wahrscheinlichkeit dafür, dass ein befürchtetes Ereignis tatsächlich eintrifft, überschätzt
b) überschätzt, wie schlimm die Konsequenzen aus dem Ereignis sein werden
c) seine eigenen Fähigkeiten, die Probleme zu lösen, unterschätzt.

Man nennt das Denken in Verbindung mit einer Angststörung oft Katastrophendenken.

Gefühle

Das unangenehme gefühlsmäßige Erleben kann stark von Person zu Person variieren und wird unter anderem beschrieben als Angst, Panik, Sorge, Wut, Unsicherheit, Grauen, Scham und Schuld.

Körperliche Symptome

Körperliche Symptome sind die physiologischen Reaktionen, die im Körper bei Angst entstehen, wie z. B. Herzklopfen, Schwitzen, Zittern, Mundtrockenheit und Bauchschmerzen.

Verhalten

Betroffene von Angststörungen entwickeln oft zwei verschiedene Formen von Verhalten.

Die eine Form nennt man *Sicherheitsverhalten* und ist etwas, das man in den gefürchteten Situationen tut oder mitbringt, um der Angst entgegenzutreten oder zu verhindern, dass das Gefürchtete eintritt. Beispiele können sein: immer in Begleitung von anderen Personen zu sein; sich für eine Prüfung über die Maßen vorzubereiten; einen Papier- oder Plastikbeutel dabei zu haben, in den man hineinatmen kann; übertriebenes Einholen von Informationen oder konstante Suche nach Beruhigung und Bestätigung durch das Umfeld. Bei einer Zwangsstörung ist das Sicherheitsverhalten oft sehr ausgeprägt und wird Zwangshandlung genannt.

Das andere Verhalten ist das *Vermeidungsverhalten*, wobei die Betroffenen es vermeiden, in Situationen zu geraten, in denen ihre Angst ausgelöst wird. Das kann z. B. sein: zu vermeiden, in eine Schule oder ein Einkaufszentrum zu gehen, wo die Person zuvor eine Panikattacke erlebt hat.

Das folgende Modell zeigt den Teufelskreis, der durch diese vier Komponenten entsteht.

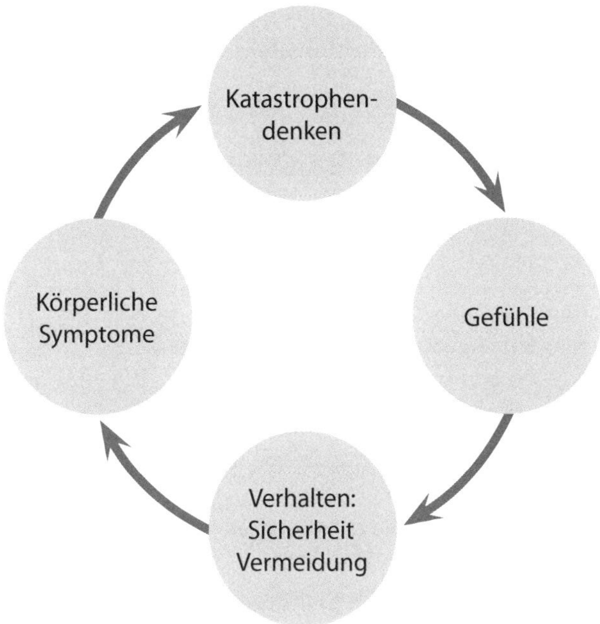

Was die einzelnen Angststörungen primär voneinander unterscheidet, sind die Gedanken und das Verhalten der Betroffenen. Die Gefühle und die körperlichen Reaktionen unterscheiden sich nicht sonderlich von einer Angststörung zur anderen, können aber von Individuum zu Individuum variieren. Auch die körperlichen Reaktionen sind sehr unterschiedlich stark ausgeprägt.

ANDERE SYMPTOME

Während einige Symptome leicht als eine Angst zu identifizieren sind, können Jugendliche andere Symptome haben, die schwerer als Ausdruck einer Angststörung erkennbar sind. Das können z. B. folgende sein:

- Traurigkeit, Wut oder Stimmungsschwankungen
- ausagierendes Verhalten
- Bauchschmerzen, Kopfschmerzen oder andere physische Beschwerden
- Schwierigkeiten dabei, mit unvorhergesehenen Veränderungen, neuen Situationen oder Abweichungen in der Routine klarzukommen
- Schlafstörungen – z. B. Schwierigkeiten beim Einschlafen, Aufwachen in der Nacht
- Perfektionismus – z. B. in Bezug auf die Schule
- viele Fragen und Sorgen
- nicht alleine zu Hause oder bei Freunden sein zu wollen
- sozialer Rückzug
- Schwierigkeiten dabei, mit kleinen Fehlern umzugehen
- kurz vor einem Vortrag in der Schule, einem Schulausflug oder einer Klassenveranstaltung krank zu werden
- Schwierigkeiten dabei, nach dem Wochenende oder nach den Ferien wieder in die Schule zu gehen

Es ist alles andere als sicher, dass bei jungen Menschen, die diese Anzeichen haben, eine Angststörung zugrunde liegt. Man sollte aber im Hinterkopf behalten, dass es nicht immer leicht ist, Angstsymptome zu erkennen, da die Anzeichen von Person zu Person ganz unterschiedlich sein können. Bei Verdacht ist es also eine gute Idee, mit den Jugendlichen ein Gespräch darüber zu führen, wie es ihnen geht, und eventuell professionelle Hilfe hinzuzuziehen, um beurteilen zu können, ob es sich um eine Angststörung handelt.

VERBREITUNG

Klare wissenschaftliche Angaben, wie viele Menschen von einer Angsterkrankung betroffen sind, fehlen, durch Studien belegte Zahlen variieren stark und sind daher nicht aussagekräftig. Aber übergreifend lässt sich schlussfolgern, dass Angsterkrankungen die meist verbreitete Form psychischer Erkrankungen in allen Altersgruppen darstellen.

Schätzungsweise entwickeln 13 bis 29 Prozent der Menschen im Laufe ihres Lebens (Lebenszeitprävalenz genannt) eine Angststörung und 6 bis 18 Prozent erfüllen die Kriterien für eine Angststörung innerhalb der vergangenen 12 Monate (12-Monats-Prävalenz genannt). Die Zahlen variieren stark von Studie zu Studie, was primär den methodologischen Unterschieden geschuldet ist, u. a. wo die Grenze dafür angesetzt wird, wie stark man von Ängsten betroffen sein muss, um in der Statistik berücksichtigt zu werden.

Unter Kindern und Jugendlichen leiden schätzungsweise 5 bis 10 Prozent an einer behandlungswürdigen Angststörung. Das heißt, dass in der Regel ein bis zwei Kinder und Jugendliche pro Schulklasse mit einer Angststörung kämpfen, und zwar so, dass es ihre Lebensqualität beeinflusst.

Angsterkrankungen treten oft früh auf und das Gesamtbild zeigt, dass etwa die Hälfte aller Erwachsenen mit einer Angststörung bereits als Kind von Ängsten geplagt wurde. Soziale Phobie, Trennungsangst und spezifische Phobien können sogar schon im Kindergartenalter auftreten; Panikstörungen, Agoraphobie und generalisierte Angststörungen hingegen treten oft erst im späten Jugend- oder Erwachsenenalter auf.

Statistisch gesehen sind etwas mehr Mädchen als Jungen von Angststörungen betroffen.

ANGSTSTÖRUNGEN

Es gibt viele verschiedene Formen von Angststörungen. Wenn ein junger Mensch Anzeichen einer Angststörung aufweist, ist es längst nicht immer einfach zu erkennen, um welche Art von Störung es sich handelt. Nicht jede Angststörung passt in die etwas steifen Kategorien, die Diagnosen nun einmal darstellen. Oft können Symptome verschiedener Angststörungen gleichzeitig auftreten.

Dennoch ist es gut, die verschiedenen Formen von Angststörungen zu kennen, da dies dazu beitragen kann, dass man die von Angst betroffenen Jugendlichen besser verstehen und ihnen somit auch helfen kann. Um das spezifische Leiden zu identifizieren, ist es oft hilfreich, sich zum einen klarzumachen, welche Art (Katastrophen-)Gedanken der oder die Jugendliche hat, zum anderen, welche Arten von Sicherheits- und Vermeidungsverhalten im Spiel sind.

Alle Formen von Angststörungen treten in verschiedenem Ausmaß auf. An einem Ende der Skala stehen Jugendliche, die nur in einzelnen, bestimmten Situationen oder in einer milden Form von Ängsten betroffen sind und die sonst genauso gut wie ihre Altersgenossen zurechtkommen. Am anderen Ende der Skala stehen Jugendliche mit einer schweren Angststörung, die so beeinträchtigend ist, dass sie die Schule oder das Studium vernachlässigen oder ihre Freunde nicht mehr sehen.

Manche Jugendliche haben die Angst nur zu Hause oder in der Schule und können deswegen ganz unverändert sein, wenn sie sich an einem Ort befinden, an dem die Angst nicht zum Ausdruck kommt – genauso wie eine Person mit Höhenangst nicht unter Angst leidet, wenn sie über die Straße geht. Es kann auch von Tag zu Tag variieren, wie geplagt die einzelnen Jugendlichen von ihren Ängsten sind.

Im folgenden Abschnitt werden verschiedene Formen von Angststörungen besprochen und es gibt Beispiele dafür, wie Katastrophendenken, Vermeidungsverhalten und Sicherheitsverhalten bei den einzelnen Angststörungen aussehen können.

Soziale Phobie

Eine soziale Phobie zeichnet sich durch eine beeinträchtigende und übertriebene Angst in sozialen Situationen aus. Die meisten kennen diese Form von Angst in einem gewissen Maß – z. B. wenn man eine Rede halten oder anderen etwas präsentieren muss – so wie viele in bestimmten sozialen Kontexten schüchtern oder nervös sind. Aber bei einer sozialen Phobie ist die Angst eine deutliche Beeinträchtigung und beeinflusst das Leben auf belastende Weise. Personen mit einer sozialen Phobie sorgen sich charakteristischerweise in übertriebenem Maße davor, sich peinlich zu benehmen und kritisiert oder auf andere Weise in sozialen Kontexten gedemütigt zu werden. Sie haben oft das Gefühl, nicht richtig oder fehl am Platz zu sein, und sie konzentrieren sich stark darauf, was andere über sie denken. Für einige sind es alle Arten von sozialen Situationen, die diese Angst hervorrufen, für andere sind es nur besondere Situationen, die zu Problemen führen – z. B. mit anderen zusammen zu essen oder vor Menschen zu sprechen.

Soziale Phobie führt fast immer zu verschiedenen Arten von Vermeidungsverhalten. Es kann sein, dass man es vermeidet, im Zentrum der Aufmerksamkeit stehen zu müssen – z. B. sich krankmeldet, wenn man in der Schule einen Vortrag halten soll; bei gesellschaftlichen Anlässen, in allen Pausen für sich allein ist; Mannschaftssport vermeidet. Einer gesellschaftlichen Situation gehen oft viele Katastrophengedanken voraus, Gedanken darüber, was schiefgehen kann und wie man vermeiden kann, im Mittelpunkt negativer Aufmerksamkeit zu stehen. Nach einer Situation, die die Angst hervorgerufen hat, stecken die Betroffenen oft viel Zeit und Energie in die Analyse des von anderen Gesagten, deren Mimik und Tonfall, um herauszufinden, ob das, was er oder sie getan hat, peinlich war oder negative Aufmerksamkeit erregt hat. Oft entwickelt man auch ein Sicherheitsverhalten in Form von z. B. sehr leise sprechen; auf den Boden schauen; sich übertrieben vorbereiten, bevor man etwas sagt; versuchen, eventuell auftretendes Erröten unter Make-Up zu verstecken.

Der 16-jährige Rasmus war schon immer ein stiller und etwas schüchterner Junge. Mit dem Eintritt in die Pubertät wurde er immer häufiger von Ängsten in sozialen Situationen geplagt. Seine Ängste sind am schlimmsten, wenn er mit Gleichaltrigen beider Geschlechter zusammen ist oder wenn er mit Personen zusammen ist, die er als Autoritätspersonen empfindet, wie z. B. Lehrerinnen und Lehrer.

Er verspürt keine Ängste im Umgang mit seiner engsten Familie, aber es fällt ihm schwer, an größeren Familientreffen teilzunehmen. Es beschäftigt ihn, was andere über ihn denken, ob ihm peinliche Fehler passieren, er etwas Blödes sagt oder dass anderen auffallen könnte, wie aufgeregt er ist. Die Lehrerinnen und Lehrer sind unsicher, wie weit sie Rasmus drängen sollen, Gruppenarbeiten oder Vorträge zu machen, denn sie sehen, wie unangenehm das für ihn ist.

Panikstörung und Agoraphobie

Die Panikstörung ist durch wiederkehrende und sehr heftige Panikattacken mit vielen starken körperlichen Angstsymptomen charakterisiert. Die Panikattacken sind nicht an bestimmte Situationen oder Gegenstände gebunden, sie kommen sozusagen aus heiterem Himmel. Viele Menschen machen die Erfahrung, einzelne solcher panikstörungsähnlicher Attacken zu bekommen, aber man spricht erst von einer Panikstörung, wenn die Attacken regelmäßig wiederkommen. Häufig sind sie begleitet von Katastrophendenken, z. B. dass die Attacken gefährlich sind, dass man die Kontrolle verliert, wahnsinnig wird, in Ohnmacht fällt oder stirbt.

Viele Menschen mit einer Panikstörung fangen an, bestimmte Dinge oder Orte zu meiden, die sie mit ihren Panikattacken in Verbindung bringen. Es kann beispielsweise sein, dass eine junge Frau ihre erste Panikattacke in einem Zug hatte und danach anfängt, Züge und nach und nach vielleicht sogar auch andere Transportmittel zu meiden. Wenn das Vermeidungsverhalten umfassend wird, nennt man es Agoraphobie. Das heißt, eine phobieartige Angst vor Menschenmengen und öffentlichen Plätzen und ganz allgemein davor, alleine und außerhalb von Zuhause unterwegs zu sein. Hinter der Agoraphobie steckt nämlich oft die Angst, eine Panikattacke in einer Situation zu bekommen, aus der man schlecht entweichen und Hilfe bekommen kann.

Die meisten Menschen mit einer Panikstörung entwickeln verschiedene Formen von Sicherheitsverhalten, dessen Zweck es ist, das Risiko dafür, eine Panikattacke zu bekommen, zu minimieren oder leicht auf Hilfe zugreifen zu können – z. B. immer eine Begleitperson dabei zu haben, den Puls zu überwachen oder in der Nähe eines Krankenhauses zu bleiben.

Die 21-jährige Susanna war schon immer ein sportliches und sozial aktives Mädchen mit vielen Projekten. Als sie eines Tages auf Shoppingtour ist, bekommt sie plötzlich eine heftige Panikattacke mit starkem Herzrasen, Schmerzen in der Brust, Schwindel, Schweißausbrüchen, Kribbeln im Bauch und Zittern. Erst denkt sie, dass es etwas Ernstes ist, aber es lässt nach wenigen Minuten nach. Im Nachhinein bekommt sie große Angst, dass sich der Vorfall wiederholen könnte und das ein Zeichen dafür wäre, dass sie ernsthaft krank ist und ein Herzinfarktrisiko besteht. Deswegen wird sie bei den kleinsten Anzeichen sehr hellhörig, dass sie eine neue Panikattacke bekommen könnte. Sie beobachtet ihre körperlichen Symptome und registriert sogar kleine Veränderungen im Rhythmus ihres Herzschlages. Sie fängt an, Läden, die Kleidung verkaufen, zu meiden und geht nicht mehr in das Einkaufszentrum, wo sie ihre erste Attacke bekam, da sie es mit der Attacke in Verbindung bringt. Sie hört auch auf, Sport zu betreiben, da sie einen erhöhten Herzschlag und Schwitzen mit einer Panikattacke verbindet. Die darauffolgenden Monate hat sie mehrere Panikattacken und entwickelt in steigendem Maße eine Angst vor der Angst, die anfängt, ihr Verhalten zu bestimmen.

Zwangsstörung

Typisch für eine Zwangsstörung (englisch OCD = *Obsessive Compulsive Disorder*) sind wiederkehrende Zwangsgedanken (*obsessions*) und/oder Zwangshandlungen (*compulsions*).

Zwangsgedanken sind unerwünschte Gedanken, Impulse oder Vorstellungen, die man als aufdringlich und unangenehm erlebt. Zwangshandlungen sind Handlungen oder Rituale, die man oft ausübt, um zu verhindern, dass Angst oder Unwohlsein auftritt oder etwas Unerwünschtes geschieht. Häufig treten Zwangsgedanken und Zwangshandlungen gemeinsam auf, aber bei Kindern und Jugendlichen beobachtet man häufiger als bei Erwachsenen, dass ausschließlich Zwangshandlungen auftreten.

Ein bestimmter Grad an ritualisiertem Verhalten ist Bestandteil der normalen Entwicklung vieler Kinder – z. B. Gute-Nacht-Rituale, eine bestimmte Ordnung beim Spielzeug und Spiele wie „Man darf nicht auf die Linien zwischen den Fliesen treten". Die meisten Jugendlichen und Erwachsenen kennen es nur zu gut, wenn sich ein unangenehmer Gedanke im Kopf festsetzt oder man z. B. lieber einmal mehr nachschaut, ob der Herd aus ist. Es ist das Ausmaß der Symptome, das entscheidend ist, um herauszufinden, ob es sich um eine Zwangsstörung handelt. Bei einer Zwangsstörung sind die Zwangssymptome belastend und behindern die Person.

Es gibt viele verschiedene Arten von Zwangsgedanken und Zwangshandlungen. Die folgenden Beispiele sind einige Zwangssymptome, die am häufigsten auftreten:

- Angst vor Schmutz, Ansteckung und Unreinheit
- Angst davor, sich oder anderen absichtlich oder unabsichtlich Schaden zuzufügen
- Angst vor Krankheiten
- Bedürfnis nach strenger Ordnung und Symmetrie
- religiöse Gedanken und Vorstellungen
- aufdringliche und unangenehme sexuelle Zwangsgedanken
- abergläubische Gedanken oder Magievorstellungen
- Zweifel und ständiges Überprüfen
- übertriebenes Sammeln, Sich-nicht-von-Dingen-trennen-Können
- Zählzwang
- ritualisierte Wiederholungen

Manche haben viele verschiedene Zwangssymptome, während sich die Symptome bei anderen auf ein oder zwei Themen konzentrieren. Bei Zwangsstörungen kann man die Zwangshandlungen mit Sicherheitsverhalten gleichsetzen (siehe Seite 22) und viele entwickeln zusätzlich ein umfassendes Vermeidungsverhalten in Verbindung mit Objekten, Orten oder Personen, die mit ihren Zwangsgedanken in Verbindung stehen.

Lukas ist 15 und ein stiller und beliebter Junge, der in die neunte Klasse geht. Im vergangenen Jahr haben seine Eltern und Lehrerinnen und Lehrer beobachtet, dass Lukas in zunehmendem Maße eine Reihe von Zwangshandlungen entwickelt hat. Beispielsweise können sie sehen, dass es ihm manchmal schwerfällt, den Klassenraum nach der Pause wieder zu betreten. Er geht oft zwischen der Garderobe und der Tür zum Klassenraum hin und her und zählt dabei. Er hat auch angefangen, sich häufig die Hände zu waschen, und es kann ihm schwerfallen, an den Aktivitäten im Sportunterricht teilzunehmen, die Körperkontakt mit den anderen Klassenmitgliedern erfordern. Es fällt ihm auch schwer, Türklinken und Gegenstände, die andere berührt haben, anzufassen. Wenn man ihn danach fragt, berichtet Lukas, dass er Angst hat, seiner Familie könnte etwas zustoßen, wenn er diese Zwangshandlungen nicht ausführt. Er hat Angst davor, sie mit gefährlichen Krankheiten anzustecken, aber auch vor eher diffusen Gefahren. Außerdem hat er seinen Eltern erzählt, dass er von Gedanken heimgesucht wird, in denen er ihnen absichtlich schadet – z. B. indem er ihnen die Kehle durchschneidet. Darum hat er sie gebeten, nachts alle scharfen Gegenstände wegzupacken, damit er sicher sein kann, dass er den Gedanken keine Taten folgen lässt. Die Eltern wissen, dass Lukas nie im Stande wäre, ihnen etwas anzutun, aber sie sehen, wie sehr ihn die üblen Zwangsgedanken plagen. Die Lehrerinnen und Lehrer an seiner Schule wissen nicht, ob sie ihn zwingen sollen, pünktlich zur Stunde zu kommen und am Unterricht teilzunehmen, oder ob das die Dinge bloß verschlimmern würde.

Generalisierte Angststörung

Die generalisierte Angststörung ist durch andauernde Ängstlichkeit oder Nervosität und eine ausgesprochene Tendenz, sich übertrieben um Kleinigkeiten und Probleme zu sorgen, gekennzeichnet. Personen mit generalisierter Angststörung machen sich oft Sorgen, ob etwas in einer bestimmten Situation schiefgehen könnte. Die Angst ist nicht auf besondere Situationen oder Umstände einzugrenzen. Es kann sich um eine konstante Sorge um ganz alltägliche Kleinigkeiten handeln – z. B. ob man nach der Schule rechtzeitig den Bus zum Handball erreicht. Es kann sich auch um eine konstante Sorge oder Furcht davor handeln, dass man selbst oder nahestehende Personen krank werden oder in ein Unglück geraten könnten, dass Krieg ausbrechen könnte usw. Es ist nicht so sehr der Inhalt der Sorgen, der ungewöhnlich ist, sondern eher der Umfang und die Intensität, welche normale Sorgen von denen bei einer generalisierten Angststörung unterscheiden. Man könnte auch sagen, dass Personen mit einer generalisierten Angststörung mit einem System kämpfen, das dazu überprogrammiert ist, Gefahren und potenzielle Probleme in jedweder Situation zu erkennen. Zusammen mit den Sorgen treten typischerweise Angst- oder Anspannungssymptome auf.

Oft gibt es bei der generalisierten Angststörung kein Sicherheits- oder Vermeidungsverhalten an sich, aber man kann sagen, dass das „Sich-Sorgen" als eine Form des Sicherheitsverhaltens angesehen werden kann. Die ständigen Sorgen können einem nämlich das Gefühl geben, dass man besser vorbereitet ist für den Fall, dass Probleme auftreten – oder dass die Sorgen verhindern, dass unangenehme Dinge passieren.

Die generalisierte Angststörung bezeichnet man nur als selbstständige Erkrankung, wenn es keine Anzeichen für eine andere Angststörung oder für Depressionen gibt. Es handelt sich mit anderen Worten um eine sogenannte Ausschlussdiagnose, die man nicht stellt, solange andere Erkrankungen zu erkennen sind. Das ist so, weil häufig Symptome einer generalisierten Angststörung auftreten, wenn man an Depressionen oder an einer anderen Angststörung leidet. Hier betrachtet man die Symptome einer generalisierten Angststörung aber als einen Teil der betreffenden Angst- oder Depressionserkrankung. In diesen Fällen kann man meistens beobachten, dass die eher generellen Angstsymptome mit zunehmender Behandlung des primären Angst- oder Depressionszustandes verschwinden.

Ida ist 18 Jahre alt. Sie war schon immer ängstlich, hat Angst Neues auszuprobieren, und eine Tendenz, sich um alles Mögliche Sorgen zu machen. In letzter Zeit sind die Sorgen so groß geworden, dass sie angefangen hat, früher aus der Schule nach Hause zu gehen, weil sie sich nicht konzentrieren kann und sich darüber so sehr grämt. Sie hat nicht das Gefühl, dass ihre Mitschülerinnen und Mitschüler und ihre Lehrerinnen und Lehrer sie verstehen. Wenn man sie fragt, worum sich die Sorgen drehen, dann kann das alles sein: Terror; darum, dass sie oder ihre Familie krank werden könnten; ob ihrer Katze etwas fehlt; ob andere sie mögen; ob ihr Vater vielleicht seinen Job verliert; ob der Fleck aus ihrer neuen Hose rausgeht; ob sie eine gute Ausbildung bekommt usw. Sie hat oft Kopf- und Bauchschmerzen vor Anspannung. Abends kann sie schlecht einschlafen, weil sie „den Kopf nicht ausschalten kann".

Hypochondrische Störung

Eine hypochondrische Störung wird unter anderem auch Krankheitsangststörung genannt und gehört zu dem Sammelbegriff der Funktionellen Störungen. Funktionelle Störung ist die Bezeichnung für eine Gruppe von Erkrankungen, bei denen man unter körperlichen Symptomen leidet oder sich darum Sorgen macht, die aber keine erkennbare körperliche Ursache haben. Bei einer hypochondrischen Störung hat man in übertriebenem Maße Angst davor, krank zu sein oder zu werden. Die wenigsten von uns können sagen, dass sie ganz frei vor einer gewissen Angst davor sind, dass sie eine ernsthafte Krankheit haben könnten. Ein gewisses Angstniveau, krank zu sein, ist im Grunde ein gesundes Gefühl, das uns dazu bringt zum Arzt zu gehen, wenn wir Anzeichen für Krankheiten haben. Aber für Menschen, die eine hypochondrische Störung haben, ist die Angst schmerzlich und hinderlich geworden, sie schadet mehr, als dass sie Gutes tut.

Eine hypochondrische Störung ist klassischerweise verbunden mit einem umfassenden Sicherheitsverhalten, denn die Betroffenen liegen ständig auf der Lauer, um Körpersignale zu erkennen, die bedeuten, dass irgendetwas nicht stimmt. Viele prüfen ihren Körper täglich auf Krankheitssignale – z. B. Knötchen, Muttermale oder Ausschlag. Viele suchen oft eine Ärztin oder einen Arzt auf, um sich untersuchen zu lassen, oder suchen im Internet und anderswo nach Informationen über Krankheiten.

Die ausbleibenden Diagnosen bei der ärztlichen Untersuchung bringen charakteristischerweise oft ein kurz anhaltendes Gefühl der Beruhigung und Erleichterung mit sich, aber bei einer hypochondrischen Störung kehren die Ängste und Zweifel schnell zurück. Denn vielleicht haben die Ärztinnen und Ärzte etwas übersehen? Oder vielleicht wollten sie den Betroffenen nur die Wahrheit ersparen?

Manchmal entsteht Vermeidungsverhalten als Folge von hypochondrischer Störung – z. B. vermeiden es manche Menschen, etwas über Krankheiten zu hören oder zu sehen. Vielleicht bereitet es ihnen Probleme, mit Menschen zu tun zu haben, die krank sind – egal ob sie etwas Ansteckendes haben oder nicht. Manche vermeiden einen Arztbesuch, da sie Angst vor der Nachricht haben, ernsthaft erkrankt zu sein.

> Caroline ist 20 Jahre alt und wird stark von dem Gedanken gequält, dass sie Krebs hat. Ihre Großmutter ist vor sechs Jahren an Krebs gestorben, aber Carolines Angst nimmt erst seit zwei Jahren viel Raum ein. Sie überprüft ihren Körper ständig auf Anzeichen für eine Krebserkrankung, fühlt nach Knötchen, überprüft ihren Stuhlgang, misst Fieber usw. Sie fragt ihre Eltern und Freundinnen und Freunde oft, ob sie glauben, dass dieses oder jenes Symptom daher kommen kann, dass sie Krebs hat. Sie liest stundenlang Internetseiten, die Symptome verschiedener Krebsarten beschreiben. Wenn sie sich mit diesen Maßnahmen nicht beruhigen kann, besteht sie darauf, einen Arzttermin zu bekommen, obwohl sie weiß, dass ein Arztcheck ihr nur sehr kurzfristig Beruhigung verschafft.
>
> Die Ängste ziehen mittlerweile Carolines Konzentrationsfähigkeit in Mitleidenschaft und es fällt ihr schwer zu lernen, da ihre Gedanken die ganze Zeit um Krebs kreisen.

Die Posttraumatische Belastungsstörung (PTBS) und Anpassungsstörung

Die PTBS ist eine Belastungsreaktion, die man entwickeln kann, nachdem man lebensbedrohlichen oder anderen sehr traumatischen Geschehnissen ausgesetzt war oder Zeuge davon war. Beispiele für traumatische Geschehnisse sind Kriegserfahrungen, ernste Verkehrsunfälle, gewalttätige oder sexuelle Übergriffe, plötzliche, unerwartete Todesfälle im nahen Umfeld, Umweltkatastrophen usw. Oft erleben die von PTBS Betroffenen wiederholte Flashbacks, sich aufdrängende Erinnerungen oder Albträume der traumatischen Geschehnisse und spüren ein starkes Unwohlsein, wenn sie sich in Situationen befinden, die dem Trauma ähneln. Außerdem leiden PTBS-Betroffene häufig an Schlafstörungen, sind leicht reizbar, haben Konzentrationsschwierigkeiten und sind bei kleinsten Anlässen schreckhaft. Viele entwickeln außerdem Vermeidungsverhalten in Bezug auf Orte oder Situationen, die an das Trauma erinnern.

Im Gegensatz zu den anderen Angststörungen tritt PTBS nur auf, wenn es einen konkreten Auslöser gibt, also ein Trauma. Somit ist sie die einzige Angststörung, die eine konkrete Ursache hat.

Man kann Belastungsreaktionen auch nach weniger schlimmen Erlebnissen entwickeln, wie etwa Mobbing, Krankheit oder Scheidung der Eltern und Scheitern einer Beziehung. In diesen Fällen sind die Symptome normalerweise weniger schwer und aus diagnostischer Sicht werden sie als Anpassungsstörung bezeichnet.

Der 18-jährige Furkan war im Juni 2016 mit seiner Familie in der Türkei im Urlaub, als drei Selbstmordattentäter einen Terroranschlag am Flughafen Atatürk ausübten, bei dem 45 Menschen starben. Furkan und seine Familie waren gerade mit dem Taxi am Flughafen angekommen, da hörten sie lautes Knallen und sahen eine Menschenmenge panisch aus dem Flughafen flüchten. Nach und nach wurde ihnen klar, wie knapp sie diesem fürchterlichen Terroranschlag entgangen waren. Sie bekamen alle psychologischen Beistand, als sie mit einigen Tagen Verspätung wieder zu Hause in Dänemark ankamen.

Furkan reagiert danach sehr stark auf das Erlebte und wird in den folgenden Monaten heftig von Albträumen geplagt, in denen er von Angesicht zu Angesicht einem der drei Terroristen gegenübersteht. Er durchlebt immer wieder in Flashbacks den Lärm, die Geräusche und die Bilder der Geschehnisse. Er wird zunehmend aufbrausend und reizbar und bricht oft weinend zusammen, wenn er von der Schule nach Hause kommt. Bei Geräuschen oder Gerüchen, die ihn an die Geschehnisse erinnern, fährt er zusammen – z. B. das Martinshorn von Krankenwagen und der Geruch von Qualm – und es bereitet ihm Schwierigkeiten, in großen Menschenansammlungen zu sein.
War er vorher fröhlich und unbeschwert, erleben ihn die Lehrerinnen und Lehrer jetzt als einen verschlossenen Typ, der meistens für sich alleine ist und immer schlechtere Leistungen in der Schule erbringt. Sie wissen, was er erlebt hat, und sind unsicher, wie sie ihn am besten unterstützen und ihm helfen können.

Prüfungsangst

Prüfungsangst ist keine Angsterkrankung im diagnostischen Sinne, aber diese Form von Angst soll hier trotzdem genannt werden, da sie viele Jugendliche stark beschäftigt.

Die allermeisten Schülerinnen und Schüler, Studentinnen und Studenten sind vor einer Prüfung und in Verbindung mit größeren Arbeiten und Vorträgen aufgeregt. Für einige wird die Prüfungsangst allerdings so überwältigend und belastend, dass sie sie behindert. Häufig sind es negative oder katastrophenartige Gedanken in Bezug auf die eigenen Fähigkeiten, die Erwartungen anderer, die eigentliche Prüfungssituation, das Prüfungsergebnis oder die Konsequenzen, wenn die Prüfung nicht gut läuft. Charakteristischerweise entwickeln die von Prüfungsangst Betroffenen wenig zielführende Strategien, um mit der Angst umzugehen, das heißt Sicherheits- oder Vermeidungsverhalten. Dies kann sich beispielsweise in Form von übermäßiger Vorbereitung, Aufschub der Vorbereitung bis zum letzten Moment, Verzicht auf Pausen während der Prüfungsvorbereitung, Versuch, die Aufregung in der Prüfungssituation zu verbergen, Einnahme von angstdämpfenden Medikamenten oder Täuschungsversuchen äußern. Für manche wird die Prüfungsangst so heftig, dass sie ihre Prüfungsergebnisse negativ beeinflusst oder sie daran hindert, den Bildungsweg zu wählen, von dem sie träumen.

Peter ist 17 Jahre alt und geht in die zwölfte Klasse. Er ist ein fachlich guter Schüler, der die Dinge unter Kontrolle hat. Er ist sehr darauf bedacht, was andere von ihm denken, und fürchtet, die Erwartungen, die Eltern, Lehrerinnen und Lehrer vermeintlich an ihn haben, nicht zu erfüllen.
Er lernt den Stoff mehrere Male, schreibt ausführliche Notizen und ist insgesamt sehr perfektionistisch in seinem Zugang zu schulischen Leistungen. Vor einer Prüfung isoliert er sich zu Hause, lernt 14 bis 16 Stunden am Tag, macht beim Lernen kaum Pausen, isst unregelmäßig und leidet zunehmend an Schlafstörungen. In mündlichen Prüfungen tut er alles dafür, seine Aufregung vor der Lehrerin oder dem Lehrer und den Beisitzenden zu verbergen, und in schriftlichen Prüfungen beobachtet er, wann die anderen fertig sind. Er will nämlich nicht als Letzter dasitzen, denn er hat Katastrophengedanken darüber, dass die anderen dann meinen, er sei schlecht oder langsam.

Spezifische Phobie

Spezifische Phobien sind durch übertriebene Angst vor ganz bestimmten Dingen oder Situationen gekennzeichnet. Einige der am häufigsten auftretenden spezifischen Phobien sind:

- Tiere: Hunde, Schlangen, Katzen, Spinnen, Bienen, Vögel und Mäuse
- Naturelemente: Stürme, Wasser, Höhe, Gewitter und Dunkelheit
- Blut/Verletzungen/ärztliche Behandlungen: Blut, Spritzen, Operationen und Zahnarztbesuche
- Situationen: Brücken, Fahrstühle, Flugzeuge, geschlossene Räume und Tunnel
- andere: Ersticken, Erbrechen, laute Geräusche und verkleidete Figuren

Viele verspüren bei einem oder mehreren Dingen der obigen Liste Angst, aber damit von einer spezifischen Phobie im klinischen Sinne die Rede sein kann, müssen die Ängste mit deutlichen Beeinträchtigungen einhergehen. Beispielsweise können viele einer gewissen Angst vor Spinnen beipflichten, aber eine Person mit einer Spinnenphobie würde so sehr von der Angst oder dem Vermeidungsverhalten, das diese mit sich bringt, gestört sein, dass er oder sie davon im Alltag beeinträchtigt wäre – z. B. einen Raum erst dann betreten können, wenn er auf Spinnen geprüft wurde, oder gar kein Fernsehen mehr schauen, aus Angst, es könnte einen Bericht über Spinnen geben.

Vielen, die eine spezifische Phobie haben, fällt es schwer zu beschreiben, warum sie sich vor dem betreffenden Element fürchten, aber manchmal gibt es spezifische Katastrophengedanken, dass der Kontakt mit dem angstauslösenden Objekt zu Sauerstoffmangel, Tod oder anderen Formen von Katastrophen führt. Die meisten Menschen mit spezifischen Phobien weisen Vermeidungsverhalten in Bezug auf die Dinge oder Situationen, die sie fürchten, auf. Ein Sicherheitsverhalten bei Höhenangst kann sein, dass man das Geländer fest umklammert, wenn man oben auf einem Turm ist, und bei Flugangst kann es sein, dass man vor dem Abflug das Alter und die Erfahrung des Piloten, den Flugzeugtyp, die Wettervorhersage usw. überprüft.

Es ist wichtig, die spezifische Phobie von anderen Angststörungen abzugrenzen, da man auch vor dem Hintergrund einiger anderer Angststörungen eine Angst vor bestimmten Dingen oder Situationen entwickeln kann. Beispielsweise kann man aufgrund einer Zwangsstörung Angst vor bestimmten Tieren entwickeln, weil man zwanghafte Gedanken über Bakterien hat, die von Tieren übertragen werden können. Ebenso kann man aufgrund einer sozialen Phobie Angst davor bekommen, beim Zahnarzt im Wartezimmer zu sitzen, weil man dort mit fremden Menschen zusammen sitzen muss.

Pernille ist 17 Jahre alt, und schon seit sie ganz klein war, hat sie panische Angst vor Hunden. Sie ist in ihrem Alltag sehr eingeschränkt, denn es fällt ihr schwer, sich an Orten zu bewegen, an denen das Risiko besteht, dass sie auf einen Hund trifft. Da dies auf fast alle Orte zutrifft, hat sie Angst, fast überall, wo sie sich außerhalb von zu Hause befindet. Sie vermeidet es, soweit es geht, sich in Gegenden mit Einfamilienhäusern zu bewegen, da sie fürchtet, ein Hund könnte hinter einer Hecke warten. Sie kann nicht in den Wald gehen, da sie Angst hat, sie könnte auf jemanden stoßen, der mit seinem Hund Gassi geht. Wenn sie draußen unterwegs ist, ist sie ständig wachsam, ob dort Hunde sind. Sie hat immer ihr Fahrrad dabei, damit sie darauf fliehen kann, falls sie einem Hund begegnet. Sie kann an Schulausflügen nicht teilnehmen und während einer Projektwoche in der achten Klasse musste sie sich krankmelden, da es um heimische Tiere ging.
Ihre Eltern mussten schon Besuche bei Freunden, die einen Hund haben, absagen und sie fahren Pernille oft mit dem Auto, da sie Angst haben, dass sie sich sonst total isoliert.

Trennungsangst

Trennungsangst zeichnet sich durch die Sorge aus, von seinen Eltern oder anderen Hauptbetreuungspersonen getrennt zu sein. Trennungsangst tritt als ein Teil der normalen kindlichen Entwicklung im Alter von sechs bis 15 Monaten auf. Bei den meisten Kindern verschwindet die Trennungsangst wieder, wenn sie gelernt haben, mit Trennungssituationen umzugehen. Aber bei manchen bleibt die Trennungsangst über die zu erwartende Altersstufe hinaus bestehen, kann bis in die Jugend anhalten und ein Maß erreichen, das die Betroffenen beeinträchtigen kann. Katastrophendenken dreht sich oft – aber nicht immer – um eine Angst davor, dass den Eltern etwas zustoßen könnte oder sie sterben könnten, während man nicht da ist.

Häufig bringt die Trennungsangst mit sich, dass die Betroffenen nicht in die Schule gehen wollen, weswegen Trennungsangst früher auch Schulphobie genannt wurde. Häufig sind es aber keine Faktoren der Schule an sich, die auslösen, dass das Kind nicht in die Schule will, sondern die Angst, von den Eltern getrennt zu sein. Wenn Kinder oder Jugendliche nicht in die Schule gehen, muss das jedoch nicht immer mit Trennungsangst begründet sein, sondern kann auch einer sozialen Phobie oder Mobbing geschuldet sein.

Häufig fällt es den Betroffenen schwer, alleine zu schlafen, woanders zu übernachten als zu Hause und allein zu Hause zu sein, auch am helllichten Tag. Wenn sie von den Eltern getrennt sind, zeigt sich oft ein Sicherheitsverhalten in Form von Telefonanrufen, Nachrichten oder Ähnlichem.

Manche Kinder reagieren damit, niedergeschlagen und still zu sein, während andere schreien, schlagen oder weinen. Manche geben an krank zu sein, damit sie nicht in die Schule müssen.

Die 15-jährige Lisa leidet seit sieben Jahren an schwerer Trennungsangst. Mit der Zeit ist es immer schlimmer geworden. Sie kann nicht alleine in ihrem Zimmer schlafen, sondern schläft auf einer Matratze auf dem Fußboden im Schlafzimmer der Eltern. Sie kann keine Freunde oder die Großeltern besuchen, ohne dass ihre Eltern dabei sind. Eine Zeit lang war es so schlimm, dass sie nicht in die Schule gehen konnte. Ihre Eltern haben jetzt angefangen, mit in die Schule zu gehen und den ganzen Tag vor Lisas Klassenzimmer zu sitzen, da Lisa ansonsten nicht am Unterricht teilnehmen kann. Lisa ist in der Lage zu beschreiben, dass es ihre größte Angst ist, dass ihren Eltern etwas Schlimmes zustößt, wenn sie nicht mit ihnen zusammen ist. Sie bedauert, dass diese Angst zur Folge hat, dass sie viele Sachen nicht machen kann. Sie hat auch ein schlechtes Gewissen, weil ihre Eltern gezwungen sind, vor ihrem Klassenzimmer zu sitzen, damit sie in die Schule gehen kann. Aber sie sieht keine Möglichkeit, wie sie die Angst überwinden könnte.

Selektiver Mutismus

Selektiver Mutismus (auch elektiver Mutismus genannt) ist ein Zustand, in dem eine Person mit normalem Sprachvermögen in gewissen sozialen Situationen nicht spricht. Am meisten verbreitet ist es, dass die Person nicht spricht, wenn sie außerhalb von zu Hause ist oder wenn Gäste im Haus sind. Es ist wichtig, selektiven Mutismus von Zuständen zu trennen, in denen der Mutismus sekundär auftritt. Mutismus wird bei einer Reihe von Menschen beobachtet, die eine Form von Autismus haben, gelegentlich auch bei Menschen mit Schizophrenie. Außerdem ist es wichtig, Sinnesstörungen, wie ein schlechtes Gehör oder mangelndes Sprachvermögen, auszuschließen.

Es kann schwierig sein darzulegen, aus welchem Grund die Sprache ausbleibt. Aber Menschen, die selektiven Mutismus überwunden haben, können berichten, dass hinter dem Verstummen die Angst lag, in der Öffentlichkeit zu sprechen, oder die Angst, dass andere ihre Stimme hören. Ungefähr die Hälfte aller Menschen mit selektivem Mutismus leidet auch an einer sozialen Phobie. Selektiver Mutismus tritt meist in der Kindheit auf und kann in einigen Fällen bis in die Jugend und das Erwachsenenalter anhalten.

Alexander ist 14 und wohnt mit seiner Mutter, seinem Vater und seiner großen Schwester zusammen. Er geht in die achte Klasse und ist unter Gleichaltrigen beliebt. Er hat früh Sprechen gelernt und konnte mit 2 Jahren bereits flüssig sprechen. Seit dem Schulbeginn spricht er jedoch ausschließlich, wenn er zu Hause mit seiner Mutter, seinem Vater und/oder seiner Schwester ist. Er spricht auch, wenn er mit seiner Großmutter alleine ist, aber nicht mit seinem Großvater oder dem Rest der Familie. Wenn er mit Gleichaltrigen zusammen ist, kommuniziert er mithilfe von Körpersprache und Gebärden, und wenn ihn die Lehrerinnen und Lehrer etwas fragen, kann er mit Nicken oder Kopfschütteln kommunizieren oder die Antwort auf einem Stück Papier notieren.
Seinen Eltern fällt keine Ursache ein, die die Verstummung und den selektiven Mutismus ausgelöst haben könnte. Sie machen sich große Sorgen, welchen Einfluss die Krankheit auf Alexander haben wird – sowohl sozial als auch schulisch.

Dysmorphobie

Dysmorphophobie ist eine Krankheit, der keine große Beachtung geschenkt wird, aber da sie verhältnismäßig weit verbreitet ist, soll sie hier auch genannt werden. Dysmorphophobie zeichnet sich durch extremes Eingenommensein vom eigenen Aussehen und einer verzerrten Vorstellung vom eigenen Äußeren aus.

Die meisten von uns finden etwas am eigenen Aussehen, womit sie nicht zufrieden sind. Viele – besonders Jugendliche – beschäftigen sich sehr mit ihrem Aussehen. Aber bei Menschen mit Dysmorphophobie sind die Sorgen um das eigene Äußere extrem präsent und beeinflussen das Leben auf eine störende Weise. Menschen mit dieser Krankheit sind oft mit einem nicht existenten oder sehr kleinen Defekt an ihrem Äußeren beschäftigt, den andere nicht einmal bemerken. Diese übertriebene Beschäftigung kann sich um einen oder mehrere Körperbereiche drehen, wobei Studien zeigen, dass die Haut (z. B. Pickel, Unebenheiten und Blässe), Haare (z. B. Haarausfall, Haarfarbe, Körperbehaarung und dickes/dünnes Haar) und die Nase (z. B. Größe oder Form) im Fokus stehen. Aber die Sorgen können auf alle Teile des Äußeren ausgerichtet sein. In den Sorgen geht es mit anderen Worten darum, dass etwas anormal, asymmetrisch, unproportioniert oder auf andere Weise „falsch" sei. Diese Gedanken gehen mit großer Beunruhigung und Angst einher und unterscheiden sich von gewöhnlicher Eitelkeit durch den Umfang und die Intensität der Gefühle.

Im Durchschnitt verbringen Betroffene zwischen drei und acht Stunden am Tag damit, sich mit ihrem Äußeren zu beschäftigen. Wie bei einer Zwangsstörung sind die Gedanken äußerst quälend und führen oft dazu, dass die Betroffenen verschiedene Formen von Sicherheitsverhalten ausüben mit dem Ziel, das Unwohlsein zu reduzieren. Beispiele sind konstantes Überprüfen des Aussehens im Spiegel oder im Gegenteil die Vermeidung von Spiegeln und der Versuch, den eingebildeten Defekt mit Kleidung, Make-up oder Ähnlichem zu tarnen. In übertriebenem Maße Sport zu treiben und zu trainieren, tritt auch häufig bei dem Versuch, die Angst einzudämmen, auf.

Einige unterziehen sich Schönheitsoperationen, aber die meisten, die ihr Aussehen kosmetisch ändern, machen nicht die Erfahrung, dass die Symptome deswegen verschwinden. Viele bilden Vermeidungsverhalten aus, Dysmorphophobie ist verbunden mit einer ausgesprochenen Tendenz sich zu isolieren.

Dysmorphophobie hat ihren Anfang oft in den Teenagerjahren, wohingegen sie selten bei jüngeren Kindern beobachtet wird.

Mette ist 17 Jahre alt und wird fast 24 Stunden am Tag von dem Gedanken geplagt, dass ihre Zähne gelblich und schief seien. Sie verbringt viele Stunden damit, sich ihre Zähne im Spiegel anzuschauen und vergleicht sich mit Bildern von bekannten und unbekannten Menschen in den Sozialen Medien.

Sie ist fest davon überzeugt, dass alle ihre Zähne abscheulich finden, dass sie das Erste sind, was anderen auffällt, wenn sie sie sehen. Soweit es geht, hält sie den Mund geschlossen und vermeidet es zu lächeln, da man dabei etwas von ihren Zähnen sehen kann.

Mette hat die verschiedensten Zahnärzte aufgesucht, um sich die Zähne bleichen und richten zu lassen, aber überall sagte man ihr, dass ihre Zähne gut und gerade seien – abgesehen von einer unbedeutenden und beinahe nicht sichtbaren Verschiebung eines einzigen Zahnes im Unterkiefer. Die Zahnärzte können auch berichten, dass ihre Zähne die zweithellste Nuance haben, die man durch Bleichen überhaupt erreichen kann.

Mette isoliert sich jetzt immer mehr und hat schon einige Fehlzeiten in der Schule.

Kapitel 3

KOMORBIDE **ERKRANKUNGEN**

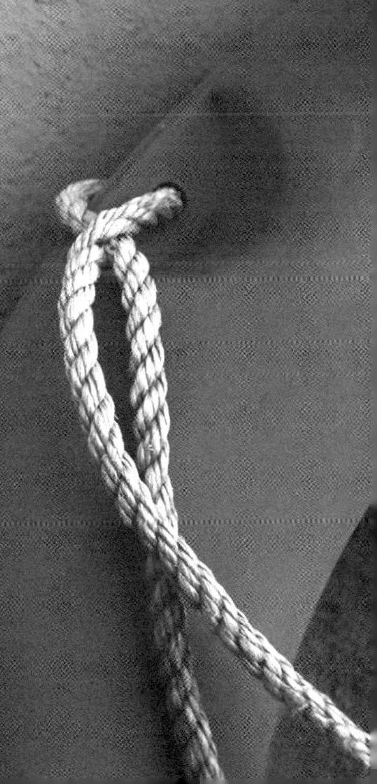

Es gibt Erkrankungen, die häufig zusammen mit Angststörungen auftreten. Dieses Phänomen nennt man *Komorbidität* und meint, dass mehrere Erkrankungen oder Leiden zur gleichen Zeit auftreten. Manche Erkrankungen haben gewisse Ähnlichkeiten mit Angststörungen und das macht es schwierig zu unterscheiden, was Angststörung und was Begleiterkrankung ist.

Es folgt eine Beschreibung einiger Erkrankungen, die häufig eine Angststörung begleiten.

Depression

Das deutlichste Symptom einer Depression ist die gedrückte Stimmung oder Niedergeschlagenheit. Damit von einer Depression im klinischen Sinne gesprochen werden kann, muss es sich um eine Periode mit markanter Niedergeschlagenheit, Lustlosigkeit, Interessensverlust und/oder Antriebslosigkeit handeln, die mindestens zwei Wochen andauert. Hinzukommen können vermindertes Selbstbewusstsein, Schuldgefühle, Selbstmordgedanken, Konzentrationsschwierigkeiten, Schlafstörungen und Veränderungen den Appetit und das Gewicht betreffend. Depressionen teilt man in drei Schweregrade ein: leichte, mittelschwere und schwere Depressionen – abhängig von der Anzahl und Intensität der Symptome.

Viele Menschen mit Depressionen haben auch Angstsymptome. Wenn die Angstsymptome ausschließlich zeitgleich mit einer Depression auftreten, versteht man sie als Teil dieser Erkrankung und nicht als eigenständige Diagnose. In solchen Fällen verschwinden die Angstsymptome oft, sobald die Depression behandelt wird.

Ticstörung/Tourette-Syndrom

Tics sind plötzliche und unfreiwillige Bewegungen (motorische Tics) – z. B. Zwinkern, Grimassen ziehen, ruckartiges Kopfbewegen, Hüpfen und Stampfen – oder Laute (vokale Tics) – z. B. Husten, Räuspern, Schniefen und Wiederholen von Wörtern. Wenn es sich um mehrere motorische Tics und einen oder mehrere vokale Tics handelt, nennt man die Erkrankung Tourette-Syndrom. Das Tourette-Syndrom tritt unter anderem als Folge einer angeborenen Störung der Botenstoffe im Gehirn auf. Besonders Menschen mit Zwangsstörungen haben eine Tendenz dazu, ebenfalls an Tics oder dem Tourette-Syndrom zu leiden.

Tics können manchmal schwer von Zwangsstörungen unterschieden werden. Tics sind oft eine oder zwei zusammenhängende, unfreiwillige motorische Bewegungen, während Zwangshandlungen meist komplexere Handlungsmuster sind. Aber eine Zwangshandlung kann beispielsweise auch sein, wiederholt auf etwas schlagen zu müssen. Wenn Jugendliche eine Zwangsstörung haben, meinen sie, so handeln zu müssen, um zu vermeiden, dass etwas Schreckliches geschieht – oder damit es „sich richtig anfühlt". Wenn Jugendliche Tics haben, fühlt sich das eher so an, als würde der Körper das von alleine tun – meist mit einem vorausgehenden starken sensorischen Drang.

Essstörung

Eine Essstörung zeichnet sich durch ein gestörtes Verhältnis zu Essen, Körperbau und Gewicht aus. Es gibt drei Hauptgruppen von Essstörungen:

- *Magersucht (Anorexia nervosa)* zeichnet sich durch eine krankhafte Angst vor Übergewicht und durch ein krankhaft verzerrtes Bild des eigenen Körpers aus. Als Folge von verminderter Nahrungsaufnahme kommt es zu Unterernährung und Untergewicht. Häufig kann man beobachten, dass Personen mit Magersucht zwanghaft Sport treiben und Abführmittel, Schlankheitsmittel oder Entwässerungstabletten einnehmen.

- *Ess-Brech-Sucht (Bulimia nervosa)* charakterisiert sich durch Episoden mit zwanghaftem Überfressen/Essattacken, bei denen in kurzer Zeit große Mengen Nahrung aufgenommen werden. Häufig sind sie gefolgt von Erbrechen oder anderen Verhaltensformen, die der Gewichtszunahme entgegenwirken – z. B. Fasten, Abführ- oder Schlankheitsmittel. Wie bei der Magersucht gibt es eine verzerrte Körperwahrnehmung und Furcht vor Übergewicht. Personen mit Ess-Brech-Sucht sind oft normalgewichtig.

- *Binge-Eating-Störung (BES)* äußert sich wie die Ess-Brech-Sucht durch häufige Episoden, in denen die Person sehr große Mengen Essen zu sich nimmt. Aber im Gegensatz zur Ess-Brech-Sucht kompensiert die Person nicht systematisch mit z. B. Erbrechen oder Abführmitteln. Personen mit Binge-Eating-Störung sind oft schwer übergewichtig.

Viele Jugendliche mit Essstörungen leiden auch an Angststörungen. Die Ängste können entweder vor der Essstörung existiert haben oder in Verbindung mit oder als Konsequenz der Essstörung entstanden sein.

ADHS (Aufmerksamkeitsdefizit-/ Hyperaktivitätsstörung)

ADHS ist eine neuropsychiatrische Krankheit, die sich durch Aufmerksamkeits- und Konzentrationsschwierigkeiten, motorische Hyperaktivität und Impulsivität auszeichnet.

Es gibt drei Erscheinungsbilder von ADHS:

- ADHS, gemischtes Erscheinungsbild – sowohl unaufmerksam als auch hyperaktiv-impulsiv
- ADHS mit vorwiegend unaufmerksamem Erscheinungsbild – auch bekannt als ADS
- ADHS mit vorwiegend hyperaktiv-impulsivem Erscheinungsbild

Innere Unruhe und Rastlosigkeit sind charakteristische Symptome für ADHS und es kann problematisch sein, sie von der Unruhe zu unterscheiden, die oft Teil einer Angststörung ist. Außerdem erleben viele Jugendliche mit ADHS häufig Niederlagen und Enttäuschungen. Für sie kann es schwierig sein, den Alltag zu meistern, was sie besonders anfällig dafür machen kann, eine Angst zu entwickeln.

Autismus und Asperger-Syndrom

Autismus ist eine tiefgreifende Entwicklungsstörung, die sich einerseits durch eine Störung in der sozialen Interaktion und Schwächen in der Kommunikation auszeichnet, andererseits durch stereotypes Verhalten. Ungefähr zwei Drittel der Menschen mit Autismus sind auch geistig behindert.

Das Asperger-Syndrom ist eine mildere Variante des Autismus und charakterisiert sich durch Störungen in der sozialen Interaktion. Die Sprachentwicklung ist normal, aber die Person setzt die Sprache weniger zur Kommunikation ein als andere. Die Person ist in der Regel durchschnittlich begabt.

Personen mit Autismus und Asperger-Syndrom haben ein erhöhtes Risiko, eine Angststörung zu entwickeln.

Kapitel 4

URSACHEN FÜR **ÄNGSTE**

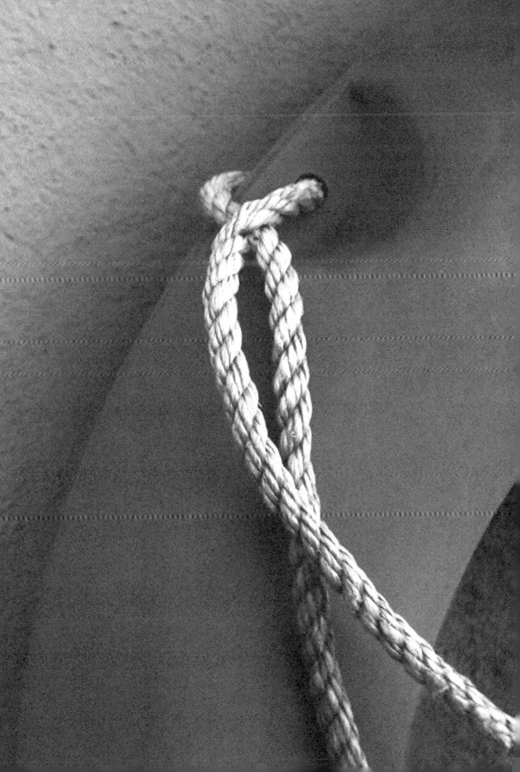

Es besteht kein Zweifel, dass ein gewisses Maß an Angst wichtig ist, damit wir Gefahren aus dem Weg gehen, uns selbst schützen und letztendlich überleben. Aber warum entwickeln einige eine übertriebene und unzweckmäßige Angst?

Obwohl die Forschung der letzten Jahrzehnte dazu beigetragen hat, dass wir heute eine Menge darüber wissen, welche Ursachen hinter einer Angsterkrankung stecken können, wird man im Einzelfall wohl nie sagen können, welche die genauen Ursachen für eine Angsterkrankung sind. Das ist so, weil Angst keine einzelne Ursache hat, sondern durch eine Reihe verschiedener Faktoren bedingt wird. Die individuelle Wirkung der verschiedenen möglichen Faktoren ist vermutlich bei allen Betroffenen unterschiedlich.

WAS SAGT DIE FORSCHUNG?

Wir wissen, dass statistisch gesehen ein höheres Risiko besteht, eine Angststörung zu entwickeln, wenn jemand in der Familie an einer Angststörung leidet. Aber ist das so aufgrund von genetischen oder sozialen Faktoren? Die Antwort ist sowohl als auch.

Man sagt, dass „Angstgene" durch die Evolution auf natürliche Weise selektiert wurden, was ja auch Sinn macht. Es ist besser, ein Mal zu oft zu reagieren, als von einem Tiger gefressen zu werden oder von einem Berggipfel zu fallen. Aber problematisch ist es, wenn wir zu ängstlich werden und in Situationen, in denen es keinen Grund gibt, das Angstsystem in Gang zu setzen, mit Angst reagieren. Denn so schränkt die Angst unser Leben ein.

Aufgrund der Ähnlichkeit der beiden Individuen sind Zwillinge interessant, wenn es darum geht zu beleuchten, wie sehr Vererbung und Umfeld hineinspielen. Sie hatten (fast) dasselbe Dasein im Mutterleib; sind zur selben Zeit geboren; sie folgen zeitlich derselben Chronologie und wachsen meistens in derselben Familie unter sehr ähnlichen Bedingungen auf. Aber während eineiige Zwillinge genetisch identisch sind – das heißt, dass sie 100 Prozent ihrer Gene gemeinsam haben –, haben zweieiige Zwillinge nur 50 Prozent ihrer Gene gemeinsam und sind somit genetisch genauso verschieden wie alle anderen Geschwister. Wenn sich eineiige Zwillinge in einem bestimmten Zug mehr ähneln als zweieiige Zwillinge – z. B. Augenfarbe oder Ängstlichkeit –, ist das ein Zeichen dafür, dass bei diesem bestimmten Zug erbliche Faktoren eine Rolle spielen.

Insgesamt deuten Zwillingsstudien darauf hin, dass genetische Faktoren 30 bis 40 Prozent der Ursachen für Angsterkrankungen erklären können. Es handelt sich nicht um ein einzelnes Gen oder einzelne Gene, sondern um ein Zusammenspiel zwischen vielen verschiedenen Genen, das eine Person anfälliger für die Ausbildung einer Angststörung machen kann. Es gibt Schwankungen von einer Angststörung zur anderen, wie groß die Rolle ist, die die Gene spielen. Zwangsstörung ist wohl die Angsterkrankung, die am meisten genetisch bedingt ist, während spezifische Phobien vermutlich am wenigsten genetisch bedingt sind.

Das Temperament spielt auch hinein. Einige werden mit einem nervösen Temperament geboren und diese Personen haben ein größeres Risiko, eine Angsterkrankung zu entwickeln, als Personen, die ein grundlegend ruhiges Gemüt haben. Viele, die eine Angststörung ausbilden, sind empfindsam bei Veränderungen und von Natur aus vorsichtig. Aber längst nicht alle mit einem nervösen Temperament entwickeln eine Angststörung und längst nicht alle mit einer Angststörung haben auch ein nervöses Temperament.

Auch die Botenstoffe des Gehirns – die sogenannten Neurotransmitter, die Informationen zwischen den Gehirnzellen übertragen – spielen eine Rolle bei der Symptomausbildung von Ängsten. Sehr vereinfacht kann man sagen, dass bei einer Angststörung ein Ungleichgewicht zwischen den Botenstoffen besteht; insbesondere Serotonin, Noradrenalin und Dopamin.

Soziale Faktoren haben ebenfalls einen Einfluss. Die Art und Weise, wie Eltern ihren Kindern beibringen mit Angst und Stress umzugehen, kann dazu beitragen, die Entstehung einer Angststörung zu fördern oder zu hemmen. Wenn ein Kind beispielsweise überbeschützt wird und altersangemessene Dinge nicht machen darf – wie alleine mit dem Fahrrad auf einem sicheren Schulweg in die Schule zu fahren –, lernt es nicht, in schwierigen Situationen selbst klarzukommen. Das kann dem Kind vermitteln, dass es nicht auf sich aufpassen kann und dass die Welt ein gefährlicher Ort ist. Wenn man ein Kind mit einem nervösen Temperament hat, das zurückhaltend ist und Angst hat, neue Sachen auszuprobieren, können die Eltern natürlich eine Tendenz dazu haben, das Kind abzuschirmen, was leider einen verstärkenden Effekt hat. Umgekehrt kann es schwer sein, ein Kind nicht übermäßig zu beschützen, das sehr ängstlich ist. Es ist also in hohem Maße eine Frage des Gleichgewichts.

Wenn ein oder beide Elternteile selbst an einer Angststörung leiden, kann es passieren, dass das Kind nachteilige Weisen lernt, wie es sich der Welt gegenüber verhält. Wenn einer der Elternteile beispielsweise eine hypochondrische Störung hat und häufig Sorgen über körperliche Symptome äußert und oft einen Arzt aufsucht, kann es passieren, dass ein ängstliches Kind eine sorgenvolle Denkweise von körperlichen Symptomen und Krankheiten erwirbt. Später im Leben kann das Kind das Katastrophendenken entwickeln, bei dem kleinsten Symptom ernsthaft krank zu sein.

Belastende und traumatische Erlebnisse, wie Mobbing, Scheidung, Todesfälle in der Familie, Probleme in der Schule, Einbruch, Unfälle usw., können eine Person anfällig für Ängste machen. In manchen Fällen können äußere Stressfaktoren das sein, was eine Angsterkrankung auslöst. Ebenso können verschiedene Formen von Stress bereits existierende Angstsymptome verstärken. Vernachlässigung in der Erziehung kann auch zu der Entstehung einer Angststörung beitragen.

EIN WACHSENDES PROBLEM

Es deutet einiges darauf hin, dass Ängste ein wachsendes Problem sind – nicht zuletzt im Jugendalter. Der Anteil an Kindern und Jugendlichen, die eine Angst- oder Depressionsdiagnose bekommen, hat sich nämlich in den letzten zehn Jahren verdreifacht. Das zeigt der Bericht *Prävalenz, Inzidenz und Aktivität im Gesundheitswesen für Kinder und Jugendliche mit Angststörungen, Depressionen, ADHS und Essstörungen* (Dänisches Gesundheitsamt, 2018). Experten streiten sich um die Ursachen dieses Anstiegs. Trotzdem gibt es fünf Ursachen, die besonders oft hervorgehoben werden:

- steigender Fokus auf Diagnosen
- Schnelllebigkeit und Stress
- Druck aus den Sozialen Medien
- Individualisierung
- höhere Leistungsansprüche

Diagnosen

Fachleute der Psychiatrie weisen darauf hin, dass wir heute viel besser darin geworden sind, Menschen, denen es nicht gut geht, zu entdecken und sie zu diagnostizieren.

Andere sind der Meinung, dass heute die Hemmschwelle, eine Diagnose für etwas zu stellen, was man früher als kleines Problem abgetan hätte, niedriger ist. Der Psychologieprofessor Svend Brinkmann (*1975) – und mit ihm andere – spricht von einer Diagnosekultur, in der man immer öfter psychiatrische Diagnosen dazu anwendet, menschliches Leiden zu verstehen.

Schnelllebigkeit und Stress

Es besteht kein Zweifel, dass wir in einer Gesellschaft leben, in der die Schnelllebigkeit steigt. Aus der Studie *Die Gesundheit der Dänen – Das nationale Gesundheitsprofil 2017* geht hervor, dass 40,5 Prozent der jungen Frauen zwischen 16 und 24 Jahren und 23,4 Prozent der jungen Männer in derselben Altersgruppe ein hohes Stressniveau haben. Man kann nicht mit Bestimmtheit sagen, woher die erhöhte Wahrnehmung von Stress kommt, aber eine Annahme könnte sein, dass es mit einigen der Faktoren, die im Folgenden behandelt werden, zusammenhängt. Und man weiß, dass eine länger andauernde Stressbelastung eine Angststörung auslösen oder eine bereits existierende verstärken kann.

Druck aus den Sozialen Medien

Jugendliche stehen mehr und mehr „auf Abruf" in ihrem Leben. Sie sind im digitalen Zeitalter aufgewachsen, in dem man selten offline ist und konstant von Benachrichtigungen und eintreffenden Mitteilungen unterbrochen wird – häufig mit der Erwartung, eine schnelle Antwort zu bekommen. In den Sozialen Medien besteht der Druck, beliebt, erfolgreich und attraktiv zu erscheinen. Außerdem kann man leicht das Gefühl bekommen, nicht gut genug oder ausgeschlossen zu sein, wenn andere Bilder von sozialen Zusammenkünften posten, von denen man kein Teil ist, oder wenn man nicht die erhoffte Anzahl an „Likes" erreicht.

Individualisierung

Wir leben in vielen Bereichen in einem Zeitalter der Individualisierung, in dem wir in immer höherem Maße für unser Leben verantwortlich gemacht wurden – oder uns fühlen –, und wie erfolgreich es ist und sein wird. Der Druck, erfolgreich zu sein und zu gelingen, liegt immer stärker auf der einzelnen Person. Wo man früher viel umfangreicher dem System und der Gesellschaft die Schuld gab, wenn man nicht gut zurechtkam, zeigt der Pfeil heute häufiger nach innen. Jugendliche haben das Gefühl, dass sie eine Menge Möglichkeiten haben, die frühere Generationen nicht hatten. Somit haben sie auch das Gefühl, dass es ihre eigenen Kompetenzen sind, die ihnen Erfolg im Leben sichern müssen, ebenso wie sie sich verantwortlich für ein eventuelles Scheitern fühlen, was sie verletzlicher macht.

Leistungsgesellschaft

Viele sprechen davon, dass wir in einer Leistungsgesellschaft leben. Auch Jugendliche haben das Gefühl, dass sie heute mehr leisten müssen als zuvor. Sie müssen sich immer früher entscheiden, welchen Bildungsweg sie gehen möchten, und ihre Leistungen werden die ganze Zeit gemessen und gewogen. Die Forderungen an Jugendliche, Schule oder Ausbildung zügig abzuschließen und von dort direkt weiter an eine Hochschule zu gehen, haben sich von politischer Seite in den letzten Jahren deutlich verschärft.

DIE URSACHE SPIELT KEINE ROLLE

Früher war man sehr darauf fokussiert, die zugrundeliegenden Ursachen einer Angststörung zu finden, weil man glaubte, dass das notwendig wäre, um sie behandeln zu können. Heute weiß man, dass es vermutlich mehrere unterschiedliche Ursachen gibt, die im Einzelfall eine Rolle spielen. Eine Angststörung kann aufkommen, ohne dass ein Trauma oder belastende Muster in der Familie sie erklären können. Angststörungen sind also komplex – aber zum Glück ist es nicht notwendig, die Ursache für Ängste im Einzelfall zu kennen, um sie behandeln zu können.

Kapitel 5

BEHANDLUNG VON **ANGSTSTÖRUNGEN**

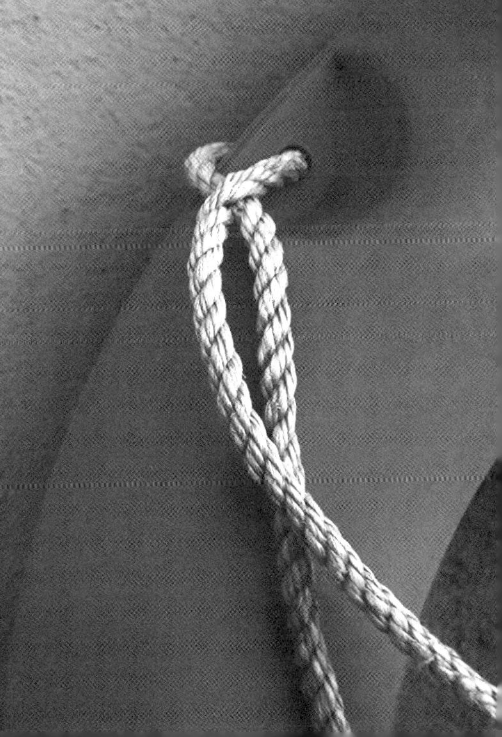

Viele Jugendliche, die unter einer Angststörung leiden, bekommen keine Hilfe. Ein Grund dafür ist, dass sie ihre Ängste oft verbergen und das Umfeld somit nicht immer erfährt, wie sehr sie sich quälen. Eine unbehandelte Angststörung geht nicht von selbst wieder weg, sondern verfolgt die Jugendlichen bis ins Erwachsenenalter. Der *Studie zur statistischen Erfassung von Krankheiten in Dänemark* (Dänisches Gesundheitsamt, 2015) zufolge, verursachen die psychischen Störungen, die zur Gruppe der Angsterkrankungen zählen, die meisten versäumten Arbeitsstunden. Außerdem ist eine Angststörung die häufigste Ursache dafür, dass Menschen eine Arbeitsunfähigkeitspension zugesprochen wird.

Auch in den Fällen, in denen Jugendliche von Ängsten betroffen sind, die aber nicht so stark sind, dass sie die Kriterien für eine Angststörung erfüllen, kann es helfen, einige Werkzeuge zu kennen, um mit den schwierigen Gefühlen umgehen zu können. Das ist besser, als zu warten und zu hoffen, dass die Angst von alleine wieder verschwindet. Die Angst hat es nämlich an sich, größer zu werden. Etwa die Hälfte aller Erwachsenen mit einer Angststörung berichtet, dass diese in der Kindheit begann und viele von ihnen hätten sich gewünscht, viel eher Hilfe bekommen zu haben.

Glücklicherweise gibt es Behandlungsmethoden, die dafür sorgen, dass die allermeisten ihre Angst reduzieren oder sie ganz loswerden können. Die effektivsten und dokumentarisch am besten belegten Behandlungsmethoden sind die kognitive Verhaltenstherapie und die medikamentöse Behandlung, was unter anderem aus der Richtlinie *Nationale medizinische Richtlinie für die Behandlung von Angststörungen bei Kindern und Jugendlichen* (Dänisches Gesundheitsamt, 2016) hervorgeht. Darum sind es auch diese beiden Behandlungsmethoden, die im Folgenden beschrieben werden.

KOGNITIVE VERHALTENSTHERAPIE

Die kognitive Verhaltenstherapie ist die Form der Behandlung, die den am besten belegten Effekt auf Angststörungen in allen Altersgruppen verzeichnet. Ungefähr 60 bis 80 Prozent der Menschen, die eine spezielle kognitive Verhaltenstherapie, die auf die Angst ausgerichtet ist, machen, erleben die Wirksamkeit der Behandlung als gut und nachhaltig.

Die kognitive Verhaltenstherapie stützt sich auf theoretisches Wissen, Forschungsergebnisse und Erfahrungen aus dem Klinikalltag. Da, wo andere Formen der Psychotherapie versuchen, die zugrunde liegenden Ursachen dafür, dass eine Person eine Angststörung hat, aufzudecken und zu bearbeiten, arbeitet man in der kognitiven Verhaltenstherapie vorrangig damit, die Denk- und Verhaltensmuster hervorzurufen, die die Angst aufrechterhalten und verstärken. Im Zentrum der Behandlung steht also zu lernen, wie Betroffene aus dem anhaltenden Teufelskreis, in dem die Angst regiert, ausbrechen können. Man soll sozusagen wieder an die Macht kommen und die Kontrolle zurückergreifen.

Die kognitive Verhaltenstherapie ist typischerweise verhältnismäßig kurz (normalerweise 10 bis 15 Sitzungen), bei schweren Angsterkrankungen kann jedoch ein längerer Verlauf notwendig sein. Die Behandlung findet normalerweise ein Mal pro Woche oder öfter statt und kann individuell oder in Gruppen erfolgen.

Während es spezifische Strategien und Methoden für die verschiedenen Arten von Angststörungen gibt, ist die übergeordnete Schablone für die Behandlung identisch, gleichgültig, wie sich die Angst äußert.

Die Behandlung soll den Betroffenen helfen,

- die Angst als etwas Losgelöstes von der eigenen Person zu erkennen
- zu erkennen, dass die Gedanken übertrieben sind und dass sie zu realistischeren Gedanken umstrukturiert werden können

- die Angst zu provozieren, indem man Schritt für Schritt Situationen aufsucht, in denen die Angst auftritt, ohne mit Sicherheitsverhalten auf sie zu reagieren.

Die Angst ≠ die Person

Zu allererst ist es für die jungen Menschen wichtig zu verstehen, dass eine Angststörung eine Krankheit ist, für die sie nicht selbst verantwortlich sind. Betroffene haben oft die Auffassung, dass ihre Gedanken falsch sind und dass sie in der Lage sein sollten, die gleichen Dinge zu tun wie Menschen ohne Angststörungen, wenn sie sich nur zusammenreißen. Die gleiche Auffassung können Verwandte und andere im Umfeld der Betroffenen haben. Darum ist es wichtig den Jugendlichen klarzumachen, dass die Angst eine Krankheit ist und sie das Pech hatten, sie zu bekommen. Das hat ganz sicher überhaupt nichts mit mangelnder Willensstärke oder Mut zu tun.

Oft ist es hilfreich für die Betroffenen, die Angst als etwas von der Person selbst Abgespaltenes zu betrachten. Das kann man unterstützen, indem man von der Angst in der 3. Person spricht – z. B. *„Was sagt die Angst jetzt gerade?"* Und: *„Was will die Angst von dir? Was sollst du – ihr zufolge – vermeiden?"* Wenn die Person die Angst spürt, kann es ihr helfen zu benennen, dass es jetzt die Angst ist, die da spricht. Es kann auch dabei helfen zu konstatieren, dass der oder die Jugendliche, die Verwandten, die Fachleute und alle anderen im Umfeld der oder des Betroffenen alle gemeinsam ein Team gegen die Angst bilden. Die Angst ist der Feind, aber gemeinsam können wir sie bekämpfen.

Psychoedukation

Psychoedukation bedeutet Unterricht in der psychischen Krankheit. Das Ziel ist:

- den Kindern und Jugendlichen Wissen über ihre Ängste und darüber, was sie aufrechterhält, zu vermitteln
- die Kinder und Jugendlichen über die Hintergründe der Behandlungsmethoden aufzuklären.

Die folgende Geschichte kann hilfreich sein, wenn man mit Kindern und Jugendlichen über Angststörungen spricht:

> Vor langer, langer Zeit, als die ersten Urmenschen lebten, gab es viele Gefahren, auf die man achtgeben musste – z. B. Säbelzahntiger, Mammute und andere wilde Tiere. Um uns vor Gefahren zu schützen, entwickelte sich ein spezielles Alarmsystem in unseren Gehirnen, das dazu programmiert war, Alarm zu schlagen, wenn Gefahr im Verzug war. Dieses Alarmsystem hat es uns ermöglicht, schnell zu reagieren, indem es z. B. unseren Herzrhythmus erhöhte und mehr Blut in unsere Muskeln schickte, damit wir bereit waren, zu kämpfen oder zu fliehen, wenn wir in eine gefährliche Situation kamen.
> Dieses Alarmsystem funktioniert fantastisch und ermöglicht es uns, schnell zu reagieren. Obwohl es in unserem Alltag keine Säbelzahntiger oder Mammute gibt, brauchen wir unsere schnellen Reaktionen immer noch – z. B. wenn wir eine Straße überqueren und ein Auto übersehen haben. Das Problem ist, dass das System manchmal in Situationen Alarm schlägt, in denen überhaupt keine Gefahr im Verzug ist. Es kann auch sein, dass die Gefahr so klein oder unwahrscheinlich ist, dass die Reaktion völlig unverhältnismäßig wirkt. Das passiert mitunter allen Menschen.

Aber manche haben ein etwas übersensibles Alarmsystem, was bewirkt, dass sie oft das Gefühl haben, dass Gefahr im Verzug sei – ganz ohne Grund.
Diese Menschen haben das, was man eine Angststörung nennt.

Als Ausgangspunkt für eine Psychoedukation kann man das Modell auf Seite 23 anwenden, das den Teufelskreis der Angst beschreibt. Das Modell beschreibt den Zusammenhang zwischen Gedanken, Gefühlen, körperlichen Symptomen und Verhalten und eignet sich dazu, ein gemeinsames Verständnis der Angst zu entwickeln.

Die jungen Menschen lernen durch die Psychoedukation, dass es nicht die Situation selbst ist, die die Angst hervorruft, sondern dass die Gedanken, die sie in der Situation haben, eine Angstreaktion mit sich führen. Die Angst entsteht also nicht durch den Vortrag, die Bakterien, die Dunkelheit oder die Trennung von den Eltern an sich, sondern durch die Gedanken, die die Jugendlichen dabei haben. Die Art und Weise, wie Menschen denken, ist zum einen geprägt durch unser angeborenes Temperament und unsere Persönlichkeit, zum anderen durch unsere Erfahrungen. Darum ist es ganz unterschiedlich, wie wir eine bestimmte Situation interpretieren. Menschen, die eine Angststörung haben, tendieren zu Sorgen- und Katastrophendenken und ihre Gedanken sind geneigt „festzuhängen".

Man kann den Jugendlichen dieses Bild zeichnen:

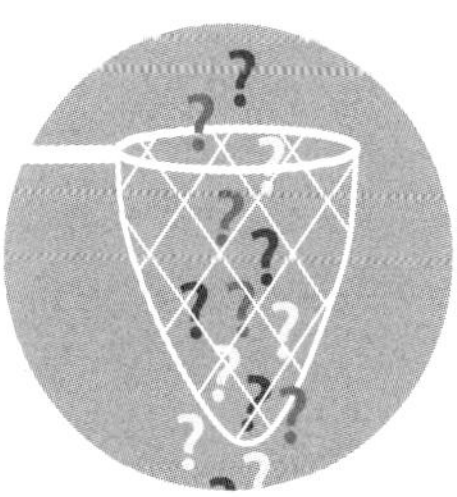

Nicht-nervöses Gehirn:
Die Gedanken können hinaus.

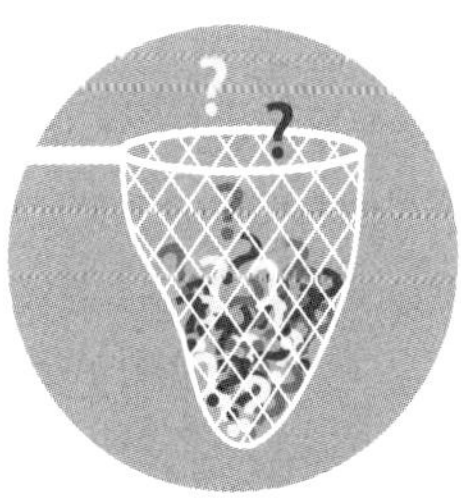

Nervöses Gehirn:
Die Gedanken hängen fest.

(Nach Chansky: *Freeing Your Child from Anxiety*)

Katastrophendenken setzt das Alarmsystem in Gang und produziert Angstreaktionen auf Gefühlsebene und auf Körperebene. Wenn das passiert, verspüren die meisten einen sehr starken Drang zu flüchten oder auf andere Weise Abstand zu dem zu gewinnen, was sie als gefährlich erleben. Das ist angemessen, wenn eine reelle Gefahr in Verzug ist, aber bei übertriebener Angst ist es das Sicherheits- und Vermeidungsverhalten selbst, das dazu beiträgt, die Angst aufrechtzuerhalten. Gleichzeitig verhindern diese beiden Verhaltensformen, dass man die Gelegenheit bekommt, die unrealistischen Vorstellungen, die man darüber hat, wie gefährlich die Situation ist, zu entkräften. Somit stehen die Verhaltensformen der Überwindung der Angst im Weg.

Das Ziel ist es also zu erkennen, dass es nicht die Situation an sich ist, die die Angst verursacht, sondern dass die Situation das Alarmsystem unabsichtlich oder fälschlicherweise in Gang setzt, ohne dass es einen Grund gibt. In der Therapie werden die Kinder und Jugendlichen dabei unterstützt, das Katastrophendenken hervorzurufen, und lernen, dessen Wahrheitsgehalt in Frage zu stellen. Das bewirkt, dass die Kinder und Jugendlichen anders und realistischer denken lernen. Außerdem arbeitet man daran, das Sicherheits- und Vermeidungsverhalten nach und nach hervorzurufen und so systematisch und geplant genau das zu tun, was einem Angst macht. Auf diese Weise lernen die Kinder und Jugendlichen ganz langsam, dass das, wovor sie Angst haben, nicht so gefährlich ist, wie die Angst „behauptet".

Die Psychoedukation muss natürlich an das Alter der Kinder und Jugendlichen angepasst werden und somit auch an das Niveau ihrer allgemeinen und kognitiven Entwicklung.

Konkrete Ziele

Menschen, die von einer Angststörung betroffen sind, wünschen sich, dass die unangenehmen Gefühle und die körperlichen Symptome verschwinden. Leider gibt es keine Methoden, Gefühle oder körperliche

Symptome direkt zu steuern. Aber durch die Arbeit an Gedanken und Verhalten kann man sie indirekt ändern.

Oft beginnt ein Therapieverlauf damit, eine Liste darüber anzufertigen, was das Ziel der Behandlung sein soll. Soweit wie möglich werden die Ziele als Verhaltensziele definiert, da es zum einen in hohem Maße das Vermeidungs- und Sicherheitsverhalten ist, was die Angst aufrechterhält, und zum anderen weil es so ganz konkret möglich ist, die Fortschritte zu messen.

Eine Problem- und Zielliste für Rasmus mit einer sozialen Phobie könnte so aussehen:

PROBLEM	ZIEL
Ich meide Familienfeste.	Bei der Konfirmation meiner Cousine und allen Geburtstagen dabei sein.
Ich vermeide Vorträge vor der Klasse.	Ein Referat über Angststörungen vor der Klasse halten.
Ich bin in den Pausen oft allein.	In jeder Pause mit mindestens einer Person aus der Klasse sprechen.
Ich meide das Gespräch mit Autoritätspersonen.	Mich an die Lehrer wenden, wenn ich Fragen habe. Zum Bürgerservice gehen und meinen Pass verlängern.
Ich trage immer schwarze T-Shirts, um zu tarnen, dass ich schwitze, wenn ich nervös werde.	T-Shirts in allen Farben tragen.

Das Ziel ist es also vor allem, nicht die Angst wegzubekommen, sondern zu lernen, anders auf die Angst zu reagieren, damit ihre Stärke nach und nach abnimmt.

Es ist wichtig, dass die betroffenen Jugendlichen selbst dazu beitragen, ihre Ziele zu definieren. Beispielsweise kann eine Person das Ziel haben, in einem Raum mit einer Spinne zu sein und sich beim Fernsehen entspannen zu können, ohne sich auf die Spinne zu konzentrieren. Das Ziel einer anderen Person könnte sein, eine Spinne in der Hand zu halten. Es ist wichtig, die Person nicht dazu zu drängen, sich hohe Ziele zu stecken, sondern stattdessen die Person selbst die Ziele bestimmen zu lassen. Häufig ist es so, dass eine Person, die sich zuerst keine hohen Ziele steckt, im Laufe der fortschreitenden Behandlung und einer kleinerwerdenden Angst ehrgeizigere Ziele definiert.

Kognitive Methoden

Viele Betroffene von Angststörungen versuchen, das Katastrophendenken zu unterdrücken. Die folgende kleine Übung kann demonstrieren, warum es nicht möglich ist, die Gedanken anzuhalten: Bitten Sie den oder die Betroffene darum, eine Minute lang nicht an einen rosa Elefanten zu denken. Der oder die Betroffene wird das Gefühl haben, dass es so gut wie unmöglich ist, *nicht* an einen rosa Elefanten zu denken, wenn man versucht, es zu unterlassen.

Das Ziel der kognitiven Methoden ist es darum nicht, das Katastrophendenken anzuhalten, sondern den Kindern und Jugendlichen beizubringen, sich ihren Gedanken auf eine untersuchende Art und Weise zu nähern. Sozusagen sich zu trauen, innezuhalten und zu hören, was die Angst zu sagen hat, und sich kritisch und realistisch mit diesen Gedanken auseinanderzusetzen. Das Ziel ist nicht, die Kinder und Jugendlichen zu beruhigen oder ihnen die Angst auszureden, sondern ihnen beizubringen, innezuhalten und in Frage zu stellen, inwieweit ihre Gedanken realistisch und hilfreich sind.

Der erste Schritt für den oder die Betroffene ist es, herauszufinden, welchen Inhalt das Katastrophendenken hat. Folgende Fragen können bei dieser Analyse hilfreich sein:

- Was sagt die Angst?
- Was ist das Schlimmste, das passieren kann?
- Und wenn es passieren würde, was wäre dann?

Dadurch bekommt der oder die Betroffene eine Einsicht darin, welches Katastrophendenken sich hinter der Angst versteckt. Um das Katastrophendenken ändern zu können, ist es notwendig, es benennen zu können.

Der nächste Schritt ist, die Gedanken umzustrukturieren und sie durch realistische Alternativgedanken zu ersetzen, die die Angst nicht auslösen oder verschlimmern. Beispiele für erforschende Fragen an das Katastrophendenken könnten sein:

- Worauf stützen sich die Gedanken? Welche Beweise gibt es dafür? Welche Beweise gibt es dagegen?
- Gibt es etwas in der Situation oder aus deinem Erfahrungsschatz, das in eine andere Richtung zeigen könnte?
- Wie wäre das Risiko, wenn eine andere Person in deiner Situation stecken würde?
- Was würdest du einem guten Freund in der gleichen Situation raten?
- Was würde eine Freundin in derselben Situation denken?
- Wenn du keine Angst hättest, was würdest du dann denken?

Die Alternative zu negativem Denken ist nicht notwendigerweise positives Denken, wie z. B. *„Meine Eltern werden nie krank. Sie werden ganz bestimmt 120 Jahre alt."* Die Alternative ist stattdessen realistisches Denken, indem die Betroffenen sich mit sich selbst auseinandersetzen, wie sie es auch mit einem Freund oder einer Freundin tun würden.

Ein Beispiel für eine kognitive Umstrukturierung für Peters Prüfungsangst könnte so aussehen:

KATASTROPHENDENKEN/ NEGATIVES DENKEN/ ZERMÜRBENDES DENKEN	ALTERNATIVES DENKEN/ REALISTISCHES DENKEN/ HILFREICHES DENKEN
Ich falle durch!	Ich habe den Gedanken durchzufallen. Das ist nur ein Gedanke und nicht die Wirklichkeit. Ich kann nur mein Bestes geben. Wenn ich durchfalle, ist das nicht der Weltuntergang.
Der Lehrer und die Beisitzerin nehmen mich auseinander!	Der Lehrer und die Beisitzerin sind da, um meine Fertigkeiten zu beurteilen – nicht um mich auseinanderzunehmen. Vielleicht sind sie selbst auch aufgeregt – und sind auf jeden Fall an Schüler gewöhnt, die aufgeregt sind.
Meine Eltern sind enttäuscht, wenn ich eine schlechte Note bekomme.	Ich kann es nur erledigen, so gut ich eben kann. Solange ich das tue, gibt es nichts, worüber meine Eltern enttäuscht sein könnten.
Alle sehen, wie aufgeregt ich bin. Sie denken, dass ich schlecht/schwach bin.	Es ist normal, vor einer Prüfung aufgeregt zu sein. Die Aufregung ist weniger sichtbar, als man selbst meint. Es ist okay, aufgeregt zu sein.

Manchmal kann eine einfache Umformulierung eines Katastrophengedankens hilfreich sein:

- Ich falle durch ⇨ Ich habe den Gedanken, durchzufallen.
- Meine Eltern sind enttäuscht, wenn ich eine schlechte Note bekomme ⇨ Ich befürchte, dass meine Eltern enttäuscht sind, wenn ich eine schlechte Note bekomme.

Eine andere Art, sich mit den Gedanken auseinanderzusetzen, ist, sie zu akzeptieren. Das heißt nicht, dass man den Inhalt der Gedanken für bare Münze nimmt, sondern sie als das akzeptiert, was sie sind – Gedanken. Gedanken, die wohlbekannt, aber nicht real sind und nichts, was Aufmerksamkeit erfordert. Für einige kann das Bild eines Radios oder Fernsehgerätes Sinn machen: Es läuft im Hintergrund, aber bedarf keiner Aufmerksamkeit oder Handlung. Und mit der Zeit kann man die Geräusche ausblenden, sodass man sie fast nicht hört. Das gleiche gilt für sorgenvolle oder ängstliche Gedanken.

Wenn der oder die Betroffene ein negatives Erlebnis mit dem gehabt hat, wovor er oder sie sich fürchtet – z. B. von einem Hund gebissen worden zu sein –, ist es wichtig, zuerst mit der Person über dieses Erlebnis zu sprechen. Man findet heraus, was die Person über das betreffende Erlebnis denkt und ob es unangebrachte Denkmuster sind, die zur Folge hatten, dass die Person eine Angststörung entwickelt hat. „Vergisst" die Angst, dass die Sache gut ausging? Sind die Gedanken daran, was geschehen ist, übertrieben? Man hilft dem oder der Betroffenen nachzuforschen, was geschehen ist, und passende Strategien zu finden, die helfen können, der Angst weniger Raum zu geben.

Die meisten Formen der Angst haben einen gewissen Wahrheitsgehalt. Man kann von einem Hund gebissen werden; man kann mit einer Krankheit angesteckt werden; man kann sich vor der ganzen Klasse lächerlich machen. Aber das bedeutet nicht, dass es tatsächlich passiert. Und wenn es passiert, sind die Konsequenzen meistens nicht so schlimm, wie das Katastrophendenken angedroht hat. Es kann hilfreich sein, mit den Betroffenen über andere Dinge zu sprechen, die im Prinzip auch gefährlich sein können, aber aus denen bei ihnen kein Katastrophendenken geworden ist. Auf diese Weise kann man den Kindern und Jugendlichen helfen zu erkennen, dass das Problem die übertriebene Angst ist und nicht, dass man z. B. von einem Hund gebissen werden oder mit einer Krankheit angesteckt werden kann.

Manchmal kann es für die Betroffenen hilfreich sein, eine sogenannte Erinnerungskarte zu haben – z. B. als eine Notiz auf dem Telefon. Darauf schreibt man alternative Gedanken.

Eine Erinnerungskarte für Peter könnte so aussehen:

- Es ist normal, vor einer Prüfung nervös zu sein.
- Ich werde es so gut machen, wie ich kann.
- Es ist kein Weltuntergang, wenn ich durchfalle – auch wenn es sich so anfühlt.
- Ich bin in Ordnung – auch wenn die Prüfung nicht gut läuft.
- Denk daran, ruhig und langsam zu atmen.

Verhaltenstherapeutische Methoden

Es ist ganz natürlich, auf ein Angstgefühl mit Vermeidung oder Flucht zu reagieren. Das ist oft angebracht, wenn eine reale Gefahr im Verzug ist. Z. B. ist es angebracht zu fliehen, wenn sich ein gefährliches Tier nähert, und danach dafür zu sorgen, nicht wieder in einer ähnlich gefährlichen Situation zu landen. Wenn die Angst jedoch unrealistisch ist, ist ein Vermeidungsverhalten unangebracht, da es verhindert, dass man die unrealistischen Vorstellungen darüber, wie gefährlich die Situation ist – und somit auch die Angst – überwinden kann. Oft wird das Vermeidungsverhalten zum eigentlichen Problem, da es die Betroffenen daran hindert, an den Aktivitäten teilzuhaben, an denen sie gerne teilnehmen möchten.

Auf die gleiche Weise ist ein Sicherheitsverhalten unangebracht. Wie bereits beschrieben, ist Sicherheitsverhalten etwas, das man in angstauslösenden Situationen tut oder mitbringt, um der Angst entgegenzutreten oder zu verhindern, dass das Gefürchtete geschieht. Die meisten, die an einer Angststörung leiden, haben eine oder mehrere Formen von Sicherheitsverhalten entwickelt.

Solange die Betroffenen ein Sicherheitsverhalten haben, lernen sie nicht, dass die Situation an sich nicht gefährlich ist. Stattdessen wird es dem Sicherheitsverhalten zugeschrieben, dass nichts passiert ist. Z. B.: *„Gut, dass ich meine Hände gewaschen habe, nachdem ich Kaspers Hand gehalten habe. Sonst wären ich und meine Familie krank geworden."* Oder: *„Gut, dass ich mich rund um die Uhr für die Prüfung vorbereitet habe, sonst wäre ich durchgefallen."*

Wenn die Erwachsenen im Umfeld einer betroffenen Person z. B. immer dafür sorgen, einen Plastikbeutel dabei zu haben, weil diese Angst hat, sich übergeben zu müssen, signalisieren sie indirekt, dass es wichtig ist, auf ein Erbrechen vorbereitet zu sein. Und dass das Problem das Erbrechen ist – und nicht die Angst.

Es gibt zwei Verhaltensmethoden, die ganz zentral in der Behandlung von Angststörungen sind: Exposition und Reaktionsverhinderung.

- Exposition bedeutet, dass die Betroffenen sich Stück für Stück und systematisch Dingen und Situationen aussetzen, die bei ihnen Ängste auslösen.
- Reaktionsverhinderung bedeutet, dass die Betroffenen Stück für Stück und systematisch ihr Sicherheitsverhalten unterlassen.

Exposition und Reaktionsverhinderung brechen sich selbst verstärkende Muster auf, indem die Betroffenen konkrete Erfahrungen machen können:

1. Die Angst sinkt von allein, ohne die Anwendung von Sicherheitsverhalten, wenn man sich der Angst fortwährend und systematisch aussetzt.
2. Nur weil man einen Katastrophengedanken hat, bedeutet das nicht, dass er eintreffen wird.
3. Katastrophendenken ist nicht real.

Mit anderen Worten ist das Ziel von verhaltenstherapeutischen Methoden, das Katastrophendenken darüber, was alles passieren kann, zu tauschen gegen ganz konkrete Erfahrungen mit dem, was in Wirklichkeit passiert.

Um den verhaltensmethodischen Ansatz zu erklären, kann man ein Beispiel einer Angststörung heranziehen, von der der oder die Jugendliche nicht betroffen ist. Das könnte z. B. Höhenangst sein.

Das folgende Bild kann zur Veranschaulichung genutzt werden:

Stell dir vor, dass Peter in einem Monat zu Pauls Geburtstag eingeladen ist. Paul wohnt in der obersten Etage in diesem Haus. Peter hat Höhenangst, aber er möchte sehr gerne zu Pauls Geburtstag gehen. Hast du eine Idee, wie wir Peter helfen könnten?

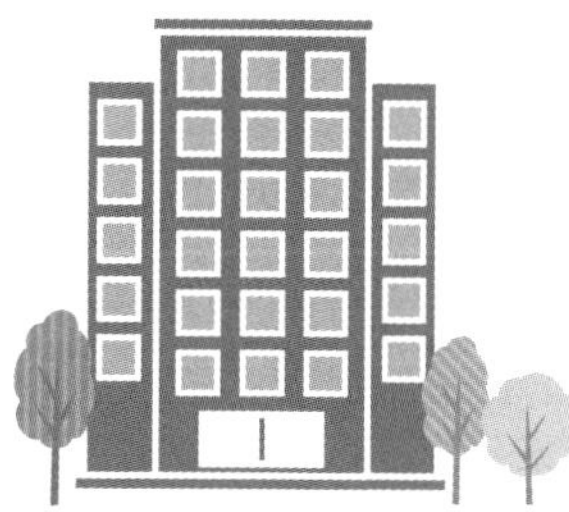

Den Jugendlichen wird es erfahrungsgemäß leicht fallen, einen Vorschlag zu machen, um Peter zu helfen. Das kann sich z. B. so anhören: *„Peter könnte damit beginnen, bis in die erste Etage des Hauses zu gehen. Er würde feststellen, dass dabei nichts passiert. Wenn er das ein paar Mal gemacht hat, könnte er vielleicht eine Etage weiter gehen. Wenn er das jeden Tag übt, kann er zu Pauls Geburtstag gehen, ohne Angst haben zu müssen."*

Menschen mit Angststörungen sind überraschend gut darin, den verhaltensmethodischen Ansatz zu verstehen, und oft ist es hilfreich wie hier, von einem Beispiel auszugehen, das nichts mit ihren Ängsten zu tun hat.

Wenn es möglich ist, ist es vorteilhaft, die Exposition in kleinere Schritte aufzuteilen. Man spricht oft von Treppenstufen in der Behandlung von Ängsten bei Kindern und das kann auch ein guter Ausdruck für Jugendliche sein. Gleichermaßen ist es vorteilhaft, die Reaktionsverhinderung in kleinere Schritte aufzuteilen.

Ein Beispiel für ein kombiniertes Expositions-Reaktionsmanagement für Lukas mit einer Zwangsstörung könnte so aussehen:

Ziel: Dinge berühren, die andere berührt haben, ohne anschließendes Händewaschen.

Vierte Stufe: Die Türgriffe zu den Toiletten in der Schule berühren
a) ohne anschließendes Händewaschen
b) ohne anschließendes Händewaschen und einen Apfel zu essen

Dritte Stufe: Die Geräte im Sportunterricht benutzen
a) mit anschließendem 10-sekündigen Händewaschen
b) ohne anschließendes Händewaschen
c) ohne anschließendes Händewaschen und einen Apfel zu essen

Zweite Stufe: Den Türgriff zum Klassenzimmer berühren
a) mit anschließendem 10-sekündigen Händewaschen
b) ohne anschließendes Händewaschen

Erste Stufe: Tobias‘ Bleistift in Mathe ausleihen
a) mit anschließendem 30-sekündigen Händewaschen
b) mit anschließendem 10-sekündigen Händewaschen
c) ohne anschließendes Händewaschen

Jede Stufe wird so lange wiederholt, bis die Angst abnimmt oder es zu langweilig/einfach wird.

Wo fängt man an? Ausgehend von der Problem- und Zielliste (siehe Seite 69) kann man sich zusammen mit der oder dem Betroffenen einen Überblick darüber verschaffen, wie schwierig die einzelnen Punkte sind. Es ist wichtig, nicht bei dem Schwierigsten zu beginnen, aber gleichzeitig soll es am besten etwas sein, was der oder die Jugendliche selbst als problematisch einschätzt. Die Kunst ist es, einen Schritt zu finden, der die Ängste triggert, ohne zu schwierig zu sein. Am besten ist es, die Kinder und Jugendlichen so weit wie möglich einzubeziehen, wenn es darum geht zu entscheiden, wo sie beginnen wollen und was die einzelnen Stufen beinhalten sollen. Das gibt den Jugendlichen das Gefühl, sich den Prozess anzueignen, und erhöht ihre Motivation, mit den Herausforderungen zu arbeiten.

Je mehr wir angsteinflößende Situationen vermeiden oder vor ihnen fliehen, desto mehr verstärken sich auch der Gedanke und das Gefühl, dass wir in Gefahr sind. Deswegen sollte die Exposition weitestgehend so geplant sein, dass die Jugendlichen nicht so viel Angst bekommen, dass sie aus der Situation ausbrechen oder sie umgehen wollen. Die Kunst ist es, das Angstniveau zu treffen, das einen gerade richtig herausfordert. Es gibt die Daumenregel: lieber zu leicht und ein Erfolgserlebnis, als zu schwierig und eine Niederlage.

Es gibt viele Faktoren, die die Schwierigkeitsstufe der Exposition beeinflussen können und die man dementsprechend hoch- oder runterregulieren kann, wie das folgende Beispiel zeigt.

TAGESZEIT	ORT	AUFENTHALTSORT DER ELTERN	AUFENTHALTSORT DER ELTERN	AKTIVITÄT IN DER SITUATION	SITUATION
dunkel	unbekannt	weit weg	unbekannt (ungewiss, wo sie sind)	wenig lustvoll (z. B. Hausaufgaben)	unbekannt
⇕	⇕	⇕	⇕	⇕	⇕
hell	wohlbekannt	nah dran	bekannt	lustvoll (z. B. Computer)	bekannt

In den Fällen, in denen die Jugendlichen körperliche Angstsymptome befürchten – was am häufigsten bei einer Panikstörung auftritt –, ist es effektiv, mit der sogenannten interozeptiven Exposition zu arbeiten. Das heißt, dass man mithilfe von verschiedenen Übungen absichtlich körperliche Angstsymptome hervorruft, damit die Jugendlichen mit ihnen vertraut werden und die konkrete Erfahrung machen können, dass die Angstsymptome an sich nicht gefährlich sind.

Beispiele für interozeptive Exposition für Susanna mit einer Panikstörung könnten, wie auf der nächsten Seite dargestellt, sein:

KÖRPERLICHES ANGSTSYMPTOM	KATASTROPHENDENKEN IN VERBINDUNG MIT DEM SYMPTOM	ÜBUNG
Herzklopfen	Ich bekomme einen Herzinfarkt!	Die Treppe zur Psychologenpraxis drei Minuten lang hoch- und runterlaufen. 20 Sprünge aus der Hocke machen. Joggen gehen.
Engegefühl im Brustkorb	Ich bekomme einen Herzinfarkt!	Die Finger am Hinterkopf verschränken, die Ellenbogen nach hinten ziehen und eine Minute lang schnell und tief einatmen.
Schwindel	Ich werde ohnmächtig!	Sich auf einem Bürostuhl drehen. Sich mit einem Zeigefinger an einer Stelle am Boden um sich selbst drehen.
Magenbeschwerden	Ich muss erbrechen!	Drei Gläser Cola schnell hintereinander trinken.

Wie bei allen anderen Expositionen ist es wichtig, dass sie in einem Tempo ablaufen, dem die Jugendlichen folgen können. Sie steuern selbst das Niveau.

Es ist sehr wichtig, dass die Exposition häufig geschieht. Wenn es möglich ist auch mehrmals täglich. Ebenso ist es am konstruktivsten, wenn die Exposition von Anfang an ein Teil der Therapiesitzungen wird, sodass die Ängste der Jugendlichen direkt in den Sitzungen herausgefordert werden. Das Ziel ist, dass das Expositions- und Reaktionsmanagement Bestandteil des Alltags der Jugendlichen wird – auch nachdem die Behandlung abgeschlossen ist.

Viele Jugendliche mit Angststörungen bekommen gutgemeinte Ratschläge von Erwachsenen, wie etwa zu versuchen, sich abzulenken und sich auf etwas anderes zu konzentrieren – z. B. ein Buch lesen, etwas auf dem Tablet schauen oder von 100 runter zählen. Diese Art von Ablenkungstechnik ist meist wirkungslos gegen die Angst, da sie als Versuch aufgefasst wird, sich vor der Angst zu verstecken. Das heißt, dass Ablenkung schnell die gleiche Funktion einnimmt wie Sicherheitsverhalten. Es kann ratsam für die Jugendlichen sein, dass sie sich mit Aktivitäten beschäftigen, die ihnen Freude machen, aber dies sollte nicht in dem Versuch geschehen, vor der Angst davonzulaufen. Stattdessen kann man es mit einem Zugang versuchen, der so formuliert sein kann: *„Ja, ja, ich höre dich, Angst, und du bist herzlich willkommen mit deinen Katastrophenszenarien und Angstsymptomen um dich zu schießen, so viel du willst. Aber jetzt im Moment bin ich damit beschäftigt ein Buch zu lesen."*

Manche Menschen, die von Angststörungen betroffen sind, haben leider Angst davor, sich in Behandlung zu begeben, da sie gehört haben, dass sie dann die Dinge tun müssen, vor denen sie Angst haben. Es ist wichtig zu betonen, dass Betroffene auf keinen Fall zu etwas gezwungen werden, was sie nicht wollen. Darüber hinaus sind sie selbst daran beteiligt, die Aufgaben, die Schwierigkeitsstufe und das Tempo zu planen. Wenn man Jugendliche mit Angststörungen unter Druck setzt, geht der Schuss nach hinten los, denn sie werden das Gefühl haben, dass ihre Grenzen nicht respektiert werden, und das hat immer negative Auswirkungen.

Angstbewältigung ist die Zusammenarbeit zwischen den behandelnden Personen, die wissen, was in der Behandlung der Ängste effektiv ist, und den betroffenen Personen, die wissen, wie sie ihre Ängste erleben. Die Behandelnden und die Kinder und Jugendlichen müssen im selben

Team spielen und gemeinschaftlich Ideen und Möglichkeiten finden, um die Ängste herauszufordern und zu überwinden.

Verhaltenstherapeutische Methoden sind noch effektiver als die kognitiven Methoden und sind somit die wichtigsten in der Angstbewältigung. Man kann zwar die Fähigkeit trainieren, realistisch zu denken und sich selbst davon zu überzeugen, dass etwas nicht gefährlich ist, aber nichts ist so effektiv, wie dies am eigenen Leib zu erfahren.

Belohnung

Menschen, die von Ängsten betroffen sind, kann es manchmal schwerfallen, die Angst herbeizuführen, weil sie sich nicht vorstellen können, dass das Unbehagen, dem sie sich absichtlich aussetzen, dazu beitragen wird, dass es ihnen auf längere Sicht besser geht. Manchmal kann es helfen, Belohnungen einzuführen – besonders für die Jüngsten. Es ist wichtig, dass die Belohnung als Anerkennung für das Engagement, das die Kinder und Jugendlichen an den Tag gelegt haben, vergeben wird – und nicht als Bestechung. Die Botschaft ist darum nicht: *„Wenn du ein Referat vor der Klasse hältst, kaufe ich dir etwas."* Sondern stattdessen: *„Ich sehe, dass du wirklich damit kämpfst, deine Ängste herbeizuführen und dein Ziel zu erreichen, dass es nicht die Angst sein soll, die entscheidet, ob du ein Referat hältst. Fällt dir etwas ein, auf das du dich freuen würdest, wenn du das Referat vor der Klasse gehalten hast?"*

Beispiele für Belohnungen könnten sein: ein Kinobesuch, extra Medienzeit, ein Spiel kaufen usw.

Einbeziehung der Eltern

Meistens ist es eine gute Idee, die Eltern in die Angstbewältigung bei Kindern und Jugendlichen miteinzubeziehen. Aber das hängt auch vom Alter der Kinder und Jugendlichen ab, von deren Lust, die Eltern dabei zu haben, und von der Beurteilung der oder des Behandelnden, inwieweit das zielführend ist. Der Vorteil, wenn Eltern an der Behandlung teilnehmen, ist, dass sie mehr Möglichkeiten bekommen, die Kinder und Jugendlichen darin zu bestärken, die Methoden zu Hause anzuwenden. Genauso können sie gemeinsam mit der oder dem Behandelnden im Auge behalten, ob sie angemessen mit den Ängsten der Kinder und Jugendlichen umgehen. Es ist für Eltern von Kindern und Jugendlichen mit Angststörungen fast unumgänglich, in verschieden unangemessene Strategien verwickelt zu werden – z. B. den Jugendlichen keine altersangemessenen Herausforderungen zuzutrauen; die Unternehmungen der Familie nach den Ängsten der Jugendlichen auszurichten; die Betroffenen wieder und wieder zu beruhigen, wenn das Katastrophendenken sie plagt usw. Auf keinen Fall soll es den Eltern zum Vorwurf gemacht werden, dass sie das tun. Denn es ist so gut wie unumgänglich, sich nicht auf die eine oder andere Weise den Ängsten der Kinder und Jugendlichen anzupassen – außer man wird darauf aufmerksam gemacht, dass es nicht zielführend ist. Das Problem ist, dass die Anpassung der Eltern an die Ängste – ebenso wie das Sicherheits- und Vermeidungsverhalten der Jugendlichen selbst – leider nur dazu beiträgt, die Angst aufrechtzuerhalten. Indem die Eltern einbezogen werden, können sie Werkzeuge in die Hand bekommen, damit sie die Kinder und Jugendlichen bestärken – nicht die Ängste.

MEDIKAMENTÖSE BEHANDLUNG

Für die meisten von Angststörungen Betroffenen ist die speziell ausgerichtete kognitive Verhaltenstherapie gegen Ängste wirkungsvoll. Sie ist die bevorzugte Behandlungsform aller Angststörungen, unabhängig vom Alter der Betroffenen. Bei schweren Angstzuständen, bei gleichzeitigem Auftreten von mittelschweren oder schweren Depressionen oder bei unzulänglicher Wirksamkeit der Therapie kann es notwendig sein, sie durch eine medikamentöse Behandlung zu ergänzen. Ärztinnen und Ärzte, Psychologinnen und Psychologen und andere mit Erfahrung in der Angstbewältigung können dabei helfen zu beurteilen, ob es eine Indikation für den Einsatz einer medikamentösen Behandlung gibt. Man ist im Allgemeinen sehr zurückhaltend mit dem Einsatz von Medikamenten in der Behandlung von Kindern und Jugendlichen. Außerdem ziehen viele Jugendliche mit Angststörungen – und deren Eltern – eine psychologische Behandlung der medikamentösen vor. Auch wenn die behandelnde Person eine Indikation für den Einsatz einer medikamentösen Behandlung feststellt, ist es letztendlich immer an dem Kind oder Jugendlichen selbst, zusammen mit den Eltern zu entscheiden, ob er oder sie eine solche Behandlung beginnen möchte. Wenn es eine Indikation für eine medikamentöse Behandlung gibt, ist es wichtig, dass sie von einem Arzt mit dem Spezialgebiet Kinder- und Jugendpsychiatrie begleitet wird.

Die Art der Medikamente, die in der Behandlung von Ängsten eingesetzt werden, sind Antidepressiva in Form von SSRI-Präparaten. SSRI steht für *Selective Serotonin Reuptake Inhibitor*, was übersetzt *Selektive Serotonin-Wiederaufnahmehemmer* bedeutet. Die Stoffe wurden ursprünglich für die Behandlung von Depressionen entwickelt (daher die Bezeichnung Antidepressiva), aber es hat sich gezeigt, dass sie auch im Einsatz gegen Angststörungen effektiv sind. Vereinfacht lässt sich sagen, dass SSRI-Präparate wirken, indem sie die Wiederaufnahme des Botenstoffes Serotonin in den Gehirnzellen hemmen und damit die Serotoninmenge in den Synapsen (Kontaktstellen zwischen zwei Gehirnzellen) erhöhen. Es gibt unterschiedliche Arten von SSRI. Wenn ein SSRI-Präparat für junge Patientinnen und Patienten nicht ausreichend effektiv ist, nachdem es über einen längeren Zeitraum angewendet wurde – oder wenn sie von unangenehmen Nebenwirkungen betroffen sind –, kann das ein guter Grund dafür sein, eines der anderen Präparate zu probieren. Wenn die medikamentöse Behandlung Wirkung zeigt, empfiehlt man, die Medikamente ein halbes bis ein ganzes Jahr lang weiterzunehmen, nachdem die Symptome abgeklungen sind.

Kapitel 6

HINWEISE FÜR ELTERN UND FACHLEUTE

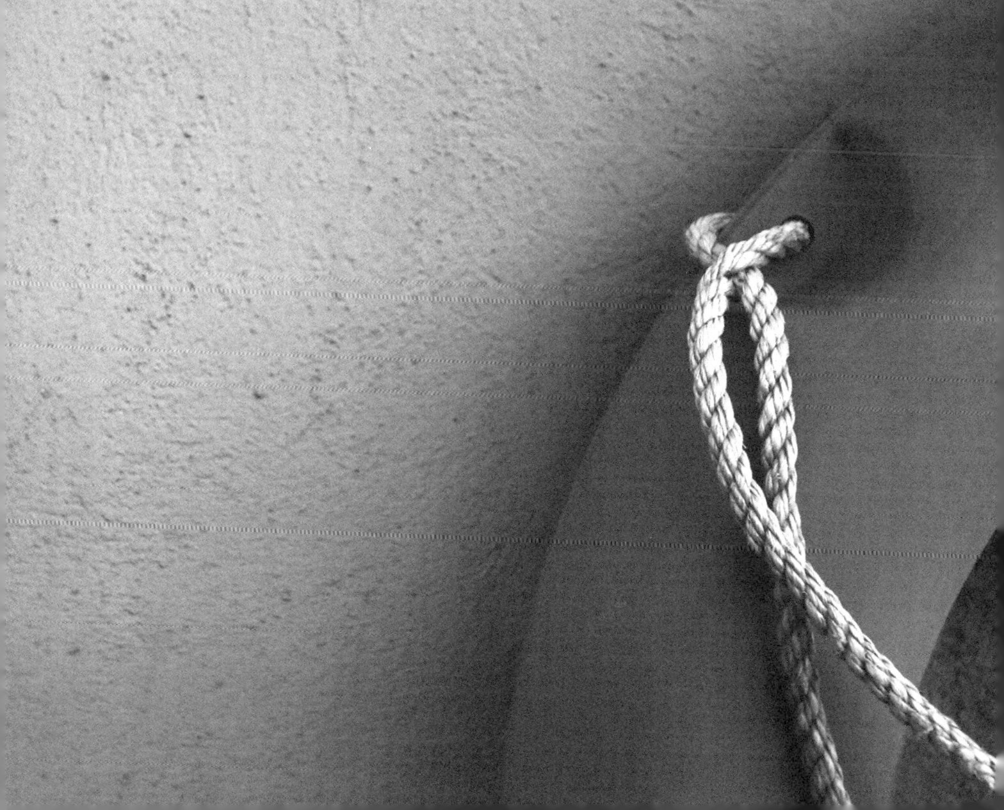

Wenn junge Menschen von einer Angststörung betroffen sind, sind sowohl Eltern als auch Fachleute in ihrem Umfeld oft verunsichert, was das Richtige ist, um Unterstützung zu bieten. Um diesem Bedarf gerecht zu werden, werden im Folgenden eine Reihe von Hinweisen genannt, sodass alle im Umfeld der jungen Betroffenen, so gut es geht, gewappnet sind, auf wirksame Weise unterstützend tätig zu werden. Die einzelnen Abschnitte behandeln spezifische Thematiken in Bezug auf Angst, sowohl in der Schule als auch zu Hause.

Angehörige und Fachleute haben sehr unterschiedliche Rollen in ihrer Beziehung zu den betroffenen Kindern und Jugendlichen, da sie auf unterschiedlichen Ebenen involviert sind. Obwohl man als angehörige Person natürlich gefühlsmäßig stärker involviert und beeinflusst ist als eine professionelle Person mit beruflichem Kontakt, befindet man sich trotzdem manchmal in denselben Schwierigkeiten, wenn es darum geht, die richtige Unterstützung zu bieten.

Das, was als das natürlichste Handeln angesehen wird, führt leider oft dazu, die Ängste auf lange Sicht aufrechtzuerhalten. Darum ist es ganz wichtig, dass Angehörige und Fachleute im Umfeld der Kinder und Jugendlichen das nötige Wissen besitzen, um ihnen angemessen helfen zu können. Wenn die Ängste der Kinder und Jugendlichen so heftig sind, dass sie im Alltag in Bezug auf Schule, Ausbildung, Gleichaltrige oder das Leben daheim ein Problem darstellen, ist es meistens notwendig, sich professionelle Hilfe zu suchen. Aber es gibt viel, was sowohl Eltern als auch Fachleute im Netzwerk der Kinder und Jugendlichen tun können, ohne Therapeut zu spielen.

WIE ERKENNT MAN EINE ANGSTSTÖRUNG?

Es gibt leider keine Checkliste, die man abarbeiten kann, wenn man beurteilen will, ob ein junger Mensch an einer Angststörung leidet. Ängste drücken sich auf viele unterschiedliche Arten aus. Bei manchen Kindern und Jugendlichen ist es deutlich sichtbar, dass sie Ängste haben, während andere versuchen, ihre Ängste zu verbergen. Es kann auch sein, dass die Ängste auf eine Art zum Ausdruck kommen, die nicht sofort den Verdacht nahelegt, dass eine Angststörung zugrunde liegt. Wenn man die verschiedenen Angstsymptome und Angststörungen kennt, die in Kapitel 2 beschrieben sind, sind die Zeichen leichter zu deuten.

Abgesehen von den verschiedenen Formen von Angststörungen ist es auch gut, verschiedene Reaktionsmuster von Kindern und Jugendlichen mit Ängsten zu kennen. Ebenso sollte man wissen, wie man seine Unterstützung diesen Ausdrucksformen anpassen kann:

Die verbalisierenden Kinder und Jugendlichen mit Ängsten

Diese Kinder und Jugendlichen sprechen offen und sehr häufig über ihre Ängste und Sorgen. Sie haben das Bedürfnis, dass die Menschen um sie herum alles wissen, was sie denken. Manchmal hilft es, sie reden zu lassen, aber oft wirkt es wie Benzin auf das Angstfeuer und die Angst wird dadurch verstärkt, dass sie die ganze Zeit im Mittelpunkt steht. Diese jungen Menschen brauchen Erwachsene um sich, die ihnen helfen, einen Rahmen abzustecken, wann „Über-Ängste-Reden-Zeit“ ist. Das hilft ihnen dabei, zwischen dem Fokus auf andere Dinge und dem Fokus auf die Angst und deren Bewältigung wechseln zu können.

Die somatisierenden Kinder und Jugendlichen mit Ängsten

Diese Kinder und Jugendlichen spüren die Ängste primär körperlich und drücken sie über den Körper aus – z. B. durch häufige Bauchschmerzen, Kopfschmerzen und Erbrechen, wenn sie in einer Situation stehen, die die Ängste auslöst. Sie können oft nicht benennen, was los ist, und spüren nicht, dass in Wirklichkeit eine Angst im Spiel ist. Diese Kinder und Jugendlichen durchlaufen in der Regel viele physische Untersuchungen, bevor der Verdacht aufkommt, dass es sich in Wirklichkeit um eine Angststörung handelt. Sie profitieren von Entspannungstechniken und den kognitiven Methoden, die hier bereits behandelt worden sind.

Die Kinder und Jugendlichen mit verdeckten Ängsten

Diese Kinder und Jugendlichen wirken so, als hätten sie alles unter Kontrolle, wenn sie unterwegs sind. Sie wirken voller Energie und positiv in der Schule und unter Gleichaltrigen. Aber in ihnen herrscht großes Angstchaos und häufig brechen sie komplett zusammen, wenn sie zu Hause in ihrem sicheren Umfeld sind, nachdem sie den ganzen Tag damit verbracht haben, die Fassade nach außen hin aufrechtzuerhalten. Diese Kinder und Jugendlichen haben in der Regel sehr perfektionistische Ansprüche an sich selbst und sie profitieren davon, daran zu arbeiten, diese Ansprüche an sich selbst etwas herunterzuschrauben. Sie müssen auch lernen, dass es okay ist zu zeigen, wenn man sich unwohl fühlt, Dinge schwierig für einen sind und dass es menschlich ist, Fehler zu begehen.

Die wütenden Kinder und Jugendlichen mit Ängsten

Diese Kinder und Jugendlichen zeigen ihre Ängste dadurch, dass sie wütend, abweisend oder körperlich ausagierend sind. Sie haben das Gefühl, dass die Angst sie verletzlich macht, aber wollen auf keinen Fall, dass andere ihre Verletzlichkeit erkennen. Die wütenden und ängstlichen jungen Menschen wollen abstreiten, dass es irgend ein Problem gibt, und deswegen kann es manchmal schwer sein, sie zu erreichen. Dem Verhalten der Kinder und Jugendlichen müssen fürsorgliche Grenzen gesetzt werden, damit es andere nicht belastet und die Betroffenen gleichzeitig Ruhe und Fürsorge erhalten, um über das sprechen zu können, was sie beschäftigt. Insbesondere sollten sie wissen, dass alle Menschen von Ängsten betroffen werden können und dass es auf keinen Fall ihre eigene Schuld oder ein Zeichen von Schwäche ist.

Die vermeidenden Kinder und Jugendlichen mit Ängsten

Diese Kinder und Jugendlichen würden alles dafür tun, das, was die Ängste auslöst, zu vermeiden, und gleichzeitig abstreiten, dass die Angst der Grund dafür ist. Das kann sich in Formulierungen ausdrücken, wie: *1) „Ich habe keine Angst. Ich habe nur keine Lust auf Partys zu gehen." 2) „Ich kann sehr wohl zusammen mit anderen essen, ich esse einfach lieber alleine." 3) „Ich muss einfach während der Schulzeit nicht aufs Klo gehen, aber natürlich kann ich es."*

Diese Kinder und Jugendlichen mit Ängsten bauen ihr Leben genauestens danach auf, angstauslösende Situationen zu umgehen und Geschichten zu konstruieren, warum sie nicht an bestimmten Dingen teilnehmen. Für sie ist es hilfreich, fürsorglich mit dem Verdacht konfrontiert zu werden, dass es in Wirklichkeit Ängste sind, die sie davon abhalten, an verschiedenen Aktivitäten und alltäglichen Beschäftigungen teilzunehmen. Außerdem brauchen sie Hilfe dabei zu lernen, wie sie der Angst mit kleinen Schritten entgegentreten können, damit die Angst nicht länger kontrolliert, was sie können und – insbesondere – nicht können.

Viele Kinder und Jugendliche schämen sich wegen ihrer Ängste und scheuen sich, anderen von ihren Symptomen zu berichten. Deswegen ist es wichtig, eine vertrauensvolle und sichere Atmosphäre im Umgang mit den Kindern und Jugendlichen zu schaffen, wenn man den Verdacht hat, dass sie an einer Angststörung leiden. Außerdem ist es wichtig, dass man die Aufgabe, das erste Gespräch zu führen, einer erwachsenen Person überlässt, bei der die Kinder und Jugendlichen sich sicher fühlen und der sie vertrauen.

Es kann sein, dass Kinder und Jugendliche nicht bereit sind, über ihre Ängste zu sprechen. Aber ein fürsorglicher Zugang, bei dem man mit ihnen über Ängste spricht, kann der erste Schritt sein auf dem Weg hin zu einer Situation, in der die Kinder und Jugendlichen sich mit der Zeit öffnen und einsehen, dass sie Hilfe brauchen. Man sollte auch mit anderen im Netzwerk über den Verdacht sprechen, dass die Kinder bzw. Jugendlichen von einer Angststörung betroffen sind.

Eltern können mit den Lehrerinnen, Lehrern und anderen Erwachsenen sprechen, die die Kinder und Jugendlichen kennen, und sie fragen, ob sie auch Beobachtungen gemacht haben, und sie können ihrerseits berichten, was ihnen zu Hause aufgefallen ist – und umgekehrt. Manchmal gibt es keinen Zweifel, während es in anderen Fällen unklar sein kann – z. B. was die verdeckten und wütenden Kinder und Jugendlichen mit Ängsten betrifft. Häufig ist es eine gute Idee, sie an eine Psychologin oder einen Psychologen zu überweisen, um genauer untersuchen zu lassen, ob ihre Schwierigkeiten einer Angststörung geschuldet sind oder ob andere Probleme oder Erkrankungen im Spiel sind.

WAS KÖNNEN ELTERN UND FACHLEUTE TUN?

Als Elternteil wünscht man sich oft, seine Tochter oder seinen Sohn von der Angst abzuschirmen, damit sie oder er nicht leiden muss. Und als Lehrkraft, Beratende, Mentorin oder Mentor kann es schwer sein zuzusehen, wie junge Menschen von Ängsten gebeutelt und eingeschränkt werden. Eltern und Fachleute sind eine riesige Ressource, wenn es darum geht, den Kindern und Jugendlichen zu helfen, aus den Fesseln der Ängste auszubrechen. Wissen darüber, wie sich Angststörungen manifestieren und was die Ängste aufrechterhält, sowie Wissen über effektive Behandlungsmethoden sind ganz zentrale Kenntnisse, wenn man betroffene junge Menschen unterstützen will.

Die beste Art und Weise, Kinder und Jugendliche aus den Fängen der Ängste zu befreien, ist das genaue Gegenteil von dem, was einem die Instinkte sagen und was häufig kontraintuitiv ist. Das, was den Kindern und Jugendlichen hier und jetzt in der Situation hilft, und was darum intuitiv wie das Richtige wirkt, ist nämlich – wie bereits beschrieben – oft daran beteiligt, die Ängste aufrechtzuerhalten. Darum ist das Ziel in einem ersten Schritt nicht, die Ängste zu beseitigen, sondern den Kindern und Jugendlichen dabei zu helfen, dass sie – in kleinen Schritten – ihre Reaktion auf die Ängste verändern.

Es ist wichtig daran zu denken, dass die Ängste ja ein falscher Alarm sind. Während es die sehr natürliche Reaktion des Umfeldes ist, die Kinder und Jugendlichen davon abzuschirmen, was die Ängste auslöst, bekommen die Kinder und Jugendlichen nicht die Gelegenheit, die Erfahrung zu machen, dass die Situation, die Gegenstände oder die Gedanken an sich nicht gefährlich sind. Auch wenn man als Elternteil oder Fachperson nicht die Angststörung behandeln soll, kann man mit seinem Wissen über effektive Behandlungsmethoden die Kinder und Jugendlichen darin unterstützen, ihren Ängsten entgegenzutreten und so Schritt für Schritt aus dem Teufelskreis auszubrechen, in dem sie gefangen sind.

Wenn betroffene junge Menschen in Behandlung sind, kann man die Prozesse, mit denen sie gerade in der Therapie beschäftigt sind, unterstützen. Man kann zusammen mit den betroffenen Personen herausfinden, welche Möglichkeiten es gibt, die Methoden zu Hause oder in der Schule zu üben, und man kann unterstützend zur Seite stehen, wenn die betroffenen Personen ihre Ängste herausfordern.

Im Folgenden werden einige Dinge besprochen, auf die man achten sollte und die man tun kann.

Zuhören

Es ist wichtig, dass die Erwachsenen im Umfeld der Kinder und Jugendlichen mit Angststörungen sich Zeit nehmen, um sich in ihre Gefühle und ihren Blick auf die Welt hineinzuversetzen und diese zu validieren. Dabei bekommt man auch einen Einblick in die Bewältigungsstrategien (d. h. die Kombination aus Sicherheits- und Vermeidungsverhalten), die sie gegenüber den Ängsten anwenden. Zu Anfang schaut man also zusammen mit den Betroffenen, wie sich die Ängste äußern. Man validiert dann, indem man anerkennt, dass es wirklich unangenehm sein muss, so von Ängsten betroffen zu sein.

Validieren bedeutet nicht, dass man einer Meinung ist. Natürlich soll man nicht sagen: *„Du hast recht. Es sitzen gefährliche Bakterien auf Dingen, die von anderen berührt wurden."* Oder: *„Du hast recht, die anderen werden dich bestimmt auslachen, wenn du einen Vortrag vor der Klasse hältst."* Aber ein validierendes Feedback könnte sein: *„Das klingt so, als würde dir der Gedanke, dass gefährliche Bakterien auf den Dingen sitzen können, die von anderen berührt wurden, große Angst bereiten. Ich kann gut verstehen, dass du z. B. eine Türklinke nicht anfassen willst, wenn dir deine Ängste sagen, dass du dich dann mit lebensgefährlichen Bakterien ansteckst. Wenn ich von den gleichen unangenehmen Gedanken geplagt wäre, würde ich Dinge, die von anderen berührt wurden, wahrscheinlich auch nicht anfassen wollen."*

Oder: *„Das klingt so, als wäre der Gedanke, einen Vortrag vor der Klasse zu halten, sehr unangenehm für dich. Ich verstehe sehr gut, dass du nicht nach vorne zur Tafel gehen und einen Vortrag halten willst, wenn dir die Ängste einreden, dass deine Klassenkameraden dich dann auslachen."*

Das übergeordnete Ziel für alle im Umfeld der betroffenen Kinder und Jugendlichen ist es, die Person zu unterstützen – und nicht die Ängste. Man erzählt den Kindern und Jugendlichen, dass man sieht und versteht, wie schwierig es ist, wenn man so von Ängsten heimgesucht wird, wie es bei ihnen der Fall ist. Man erzählt, dass es auf keinen Fall ihre Schuld ist und dass die Ängste das Problem darstellen. Man betont auch, dass

Angst kein Ausdruck dafür ist – und auch nie sein wird –, dass das Kind oder der oder die Jugendliche schwach oder dumm ist.

Leider ist es einem als Elternteil oder Fachkraft nicht möglich, die jungen Menschen von ihren Ängsten zu erlösen, auch wenn man das gerne möchte. Aber man kann ihnen erklären, dass man alles tun wird, was man kann, um sie dabei zu unterstützen, die Ängste zu besiegen, damit sie nicht mehr so eine Qual darstellen.

Erst wenn die Kinder und Jugendlichen sich verstanden fühlen, kann man gemeinsam darauf schauen, ob es etwas gibt, was die Betroffenen tun können, um ihre Ängste herauszufordern.

Dem „Ich-regle-das-Reflex" widerstehen

Erwachsene tappen häufig in eine Falle, in der sie die Sache regeln und schnelle Veränderungen herbeiführen wollen, wenn Kinder oder Jugendliche Probleme haben – und z. B. unter Ängsten leiden. Wir kommen in Versuchung, den Kindern und Jugendlichen zu erklären, was sie tun sollten. Es ist schwer, dem zu widerstehen, denn wir glauben ja zu wissen, wenn die Kinder und Jugendlichen sich „einfach nur" entspannen könnten und anders denken und handeln könnten, dann würde es ihnen besser gehen. Mit anderen Worten: Unser „Ich-regle-das-Reflex" ist oft sehr ausgeprägt. Die Kinder und Jugendlichen können aber unsere Hilfe und guten Ratschläge so lange nicht entgegennehmen, bis sie sich validiert und verstanden fühlen.

Hilfsmittel, um das Katastrophendenken zu erkunden

Anstatt den Kindern und Jugendlichen zu erzählen, was sie tun oder denken sollen, kann man ihnen helfen, die Ängste selbst zu erkunden. Man hilft ihnen in einem ersten Schritt dabei, die Angst als etwas Loslöstes von sich selbst zu erkennen, indem man das Katastrophendenken genauer befragt. Z. B.: *„Was sagt die Angst?“* Oder: *„Was kann aus Sicht der Angst passieren?“* Oder: *„Es klingt so, als wäre es die Angst, die da spricht. Was sagt sie?“*

Oft kann ein kleiner sprachlicher Trick helfen. Wenn die Betroffenen beispielsweise sagen: *„Alle werden mich auslachen!“*, kann man ihnen helfen, den Gedanken umzustrukturieren, indem man sagt: *„Das klingt so, als würde dir der sehr unangenehme Gedanke kommen, dass alle dich auslachen werden.“*

Wenn man gemeinsam aufgedeckt hat, was die Angst den Kindern und Jugendlichen einredet, kann man ihnen helfen, das eigene Katastrophendenken selbst zu erkunden, indem man z. B. fragt: *„Was meinst du zu diesem Gedanken?“* Oder: *„Was sagt die Vernunft?“* Oder: *„Welchen Gedanken hättest du lieber?“* Oder: *„Wenn einer deiner Freunde einen solchen Gedanken hätte, was würdest du ihm sagen?“*

Es ist wichtig zu verstehen, dass die Betroffenen nicht einfach anders denken können oder es sein lassen können, diese Gedanken, die die Angst hervorrufen, zu haben. Darum nützt es auch nichts zu sagen: *„Mach dir darüber keine Sorgen.“* Oder: *„Versuch doch mal, an etwas anderes zu denken.“* Das wäre in etwa so, als würde man zu einer Person mit Heuschnupfen sagen: *„Hör doch mal auf zu niesen!“*

Oft stellen Personen mit Angststörungen viele Fragen. Z. B.: *„Bist du dir sicher, dass nichts passieren wird?“* Oder: *„Ist das gefährlich?“* Das nennt man Rückversicherungsverhalten, eine Form von Sicherheitsverhalten. Vielleicht gibt es den Kindern und Jugendlichen einen Moment der Ruhe, wenn man antwortet: *„Mach dir darüber keine Sorgen!“* Oder: *„Das ist nicht gefährlich!“* Aber man macht schnell die Erfahrung, dass Versicherungen und Beruhigung einer Person mit Angststörung nicht helfen. Genauso wie bei allen anderen Formen des Sicherheitsverhaltens ist der Effekt von sehr kurzer Dauer und es ist unumgänglich, dass das Bedürfnis nach erneuter Beruhigung wieder entsteht.

Dadurch, dass man die richtigen Fragen stellt, kann man den Kindern und Jugendlichen helfen, ihre Ängste selbst zu erkunden und somit selbst alternative und beruhigende Gedanken zu finden. Auf diese Weise werden sie dafür gerüstet, die angstvollen Gedanken herauszufordern, und sind nicht mehr davon abhängig, dass man sie mit beruhigenden oder bestätigenden Aussagen versorgt. Man kann direkt beobachten, wie die Kinder und Jugendlichen wachsen, wenn sie lernen, die angstvollen Gedanken herauszufordern und zu realistischeren und erbauenderen Gedanken zu finden. Und mit den realistischeren Gedanken in der Rückhand werden die Kinder und Jugendlichen in der Regel auch mehr Motivation aufbauen, die Ängste durch ein Expositions- und Reaktionsmanagement herauszufordern (siehe S. 75).

Hilfsmittel, um Vermeidungs- und Sicherheitsverhalten auszuschleichen

Es kann hart sein mitzuerleben, wie ein junger Mensch unter seinen Ängsten leidet. Die natürlichste Reaktion ist der Versuch, ihn von den auslösenden Situationen abzuschirmen, um die Ängste zu verringern oder ganz zu vermeiden. Aber wenn Eltern und Fachkräfte die Betroffenen von Dingen und Situationen abschirmen, die ihnen Angst machen, senden sie eine indirekte Botschaft an sie, dass die Situation tatsächlich gefährlich und furchterregend ist – und dass andere zwar damit umgehen können, sie aber nicht. Wenn man den Kindern und Jugendlichen hilft, die Situationen, die ihre Ängste hervorrufen, zu vermeiden, bestärkt man ihre Ängste und vermittelt ihnen das Gefühl, dass die Katastrophengedanken real sind. Obwohl es also kurzfristig so aussehen kann, dass es den Kindern und Jugendlichen hilft, hält es aber die Ängste auf lange Sicht aufrecht, genauso wie das Vermeidungs- und Sicherheitsverhalten der Betroffenen selbst.

Man erkundet stattdessen gemeinsam, wie sie sich der Angst in kleinen Schritten stellen können, wie in Kapitel 5 beschrieben. Man kann gemeinsam mit den Kindern und Jugendlichen erkunden, ob es Möglichkeiten gibt, die Konfrontation in kleine Schritte aufzuteilen. Ein Plan für einen Betroffenen, der sich nicht traut, etwas in einem sozialen Kontext zu sagen, könnte z. B. so aussehen:

5. Einen Vortrag vor der ganzen Klasse halten (z. B. über meine soziale Phobie).
4. Zu Partys gehen und die Initiative ergreifen, um dabei zu sein und mit Leuten zu reden, die ich nicht kenne.
3. Die anderen aus der Klasse in den Pausen aufsuchen und an Gesprächen teilnehmen.
2. Malte auf einen Kaffee einladen.
1. Mit meinem Freund Malte, den ich wegen meiner sozialen Phobie die letzten zwei Jahre gemieden habe, wieder zu reden beginnen.

Als Lehrer oder Lehrerin gibt es viele Möglichkeiten, wie man einem jungen Menschen dabei helfen kann, seine Ängste herauszufordern (zu exponieren). Beispielsweise kann man zusammen mit einem Mädchen, das Angst davor hat, vor der Klasse etwas Falsches zu sagen, überlegen, ob es Möglichkeiten gibt, diese Herausforderung aufzuteilen. Ideen, um das Vermeidungsverhalten nach und nach aufzubrechen, könnten sein, dass man im Vorfeld verabredet, welche Fragen man ihm stellt; dass man am Anfang nur Ja/Nein-Fragen stellt; dass das Mädchen einen gelben Zettel auf den Tisch legt, wenn es bereit ist, gefragt zu werden; dass es sich einmal pro Stunde in seinem Lieblingsfach meldet; dass es absichtlich eine Frage falsch beantwortet usw.

Man kann im Abschnitt über verhaltenstherapeutische Methoden im Kapitel 5 weitere Ideen finden, wie man Kindern und Jugendlichen mit ihrem Expositions- und Reaktionsmanagement helfen kann.

Zwang bringt nichts

Zwang ist nie zielführend – schon gar nicht, wenn Kinder oder Jugendliche von Angststörungen betroffen sind. Zwang würde ihnen nur noch mehr Gefahr signalisieren und würde außerdem die vertrauensvolle Beziehung schwächen und ein Gefühl davon vermitteln, dass es heißt: Eltern und Fachkräfte gegen das Kind und seine Ängste. Man hilft stattdessen den Kindern und Jugendlichen zu überlegen, wie die Konfrontation mit den Ängsten in kleinere Stücke aufgeteilt werden kann. Man gibt ihnen die Möglichkeit, zwischen Optionen auf einer niedrigen Schwierigkeitsstufe auszuwählen. Eine gute Regel ist es, nein zu einer Exposition sagen zu können, solange die Betroffenen sich daran beteiligen, eine Herausforderung zu finden, die auf einer niedrigeren Schwierigkeitsstufe liegt und die ihnen hilft, einen Schritt in die richtige Richtung zu machen.

Auf das eigene Verhalten achten

Es ist wichtig, dass alle im Umfeld von Personen mit Angststörungen darauf achten, ob sie ihr Verhalten dem der betroffenen Kinder und Jugendlichen auf unangebrachte Weise anpassen. Angepasstes Verhalten meint, dass man auf die eine oder andere Art und Weise sein eigenes Verhalten in dem Versuch anpasst, das Unbehagen der Betroffenen zu vermeiden, zu verringern oder zu lindern. Das ist vollkommen natürlich. Aber die meisten können auch bestätigen, dass, wenn die Ängste erst einmal Macht gewonnen haben, der positive Effekt nur von kurzer Dauer ist. Ein Effekt ist auch: Je mehr wir uns den Ängsten anpassen, desto besser werden ihre Wachstumsbedingungen.

Beispiele für unangebrachte Anpassung

- Den Kindern und Jugendlichen dabei helfen, die Situationen zu meiden, die die Ängste auslösen.
- Die Hände öfter waschen, als man es normalerweise tut, oder den Betroffenen die Tür öffnen, weil sie Angst vor Bakterien haben.
- Soziale Treffen absagen, weil die Betroffenen sich entweder nicht trauen mitzukommen oder alleine zu Hause zu bleiben.
- Geplante Ausflüge absagen, weil die Betroffenen es nicht schaffen mitzukommen.
- Die Betroffenen nicht mehr vor der Klasse drannehmen, weil sie Angst haben etwas zu sagen.
- Sich selbst davon abhalten, etwas zu tun oder zu sagen, was Angst auslöst.
- Bestimmte Gesprächsthemen meiden, die normalerweise am Esstisch ganz natürlich wären, weil sie einen Bezug zu den Ängsten der Kinder und Jugendlichen haben.
- Geplante Themen im Unterricht meiden, weil sie einen Bezug zu den Angstsymptomen der Kinder und Jugendlichen haben.
- Eine verwandte Person nicht im Krankenhaus besuchen, weil die Betroffenen Angst haben, dass man gefährliche Bakterien mit nach Hause bringt.
- Bestimmte Programme oder Fernsehreportagen nicht anschauen, weil sie die Ängste der Kinder und Jugendlichen auslösen.
- Die Kinder und Jugendlichen zu Aktivitäten begleiten, zu denen sie normalerweise altersmäßig alleine gehen könnten.
- Einen Plastikbeutel für die Betroffenen dabei haben, die Angst davor haben zu erbrechen.
- Die Betroffenen, die Angst vor Krebs haben, nach Knötchen abtasten.
- Messer verstecken vor den Betroffenen, die Zwangsgedanken haben, in denen sie anderen schaden.
- Den Puls von Kindern und Jugendlichen mit einer Panikstörung messen.

Das Problem von angepasstem Verhalten ist, dass es genauso wie das Sicherheits- und Vermeidungsverhalten der Kinder und Jugendlichen selbst Wasser auf den Mühlen der Angst ist, denn es verstärkt nur das Bedürfnis nach mehr angepasstem Verhalten von einem selbst und anderen und gleichzeitig verstärkt es auch die Abhängigkeit der Kinder und Jugendlichen von anderen. Unangemessenes angepasstes Verhalten signalisiert ihnen indirekt, dass die Angst recht hat; dass die Welt gefährlich ist und dass wir alle Sicherheitsvorkehrungen treffen müssen.

Wenn einem auffällt, dass man eine oder mehrere unangebrachte angepasste Verhaltensweisen aufweist, hört man nicht einfach von einem Tag auf den anderen damit auf, sondern macht gemeinsam mit den Kindern und Jugendlichen einen Plan für ein schrittweises Ausschleichen. Ganz genauso wie mit dem Sicherheits- und Vermeidungsverhalten der Kinder und Jugendlichen selbst. Oft kann es hilfreich sein, einen solchen Plan gemeinsam mit einer behandelnden Person zu entwerfen.

„Man muss das Eisen schmieden, solange es kalt ist"

Wenn junge Menschen von einer heftigen Angststörung betroffen sind, ist es sehr schwer für sie, rational zu sein und Pläne zu schmieden, wie man die unangenehmen Gefühle hervorrufen kann. Man wartet darum, bis das Angstniveau wieder gesunken ist, bevor man mit ihnen darüber spricht, was man gemeinsam unternehmen kann, um die Ängste zu bekämpfen. Oder, wie es einmal jemand ausdrückte: *„Man muss das Eisen schmieden, solange es kalt ist."*

Solange die Ängste ganz oben im roten Bereich sind, hat man die Aufgabe, den Kindern und Jugendlichen unterstützend dabei zur Seite zu stehen, ihre Gefühle auszuhalten und sich ruhig zu verhalten. Es ist wichtig, dass man weder aufgebracht noch wütend wird, da das die Situation nur verschlimmern würde. Man muss sich vor Augen halten, dass die Betroffenen sich nicht einfach „zusammenreißen" und ihre Ängste kontrollieren können. Das wäre so, als würde man eine Person, die sich gerade ein Bein gebrochen hat, darum bitten, aufzustehen und weiterzugehen. Aber mit der richtigen Hilfe können die Kinder und Jugendlichen mit der Zeit lernen, anders zu reagieren und somit den Teufelskreis zu durchbrechen, der die Ängste aufrechterhält.

Es kann hilfreich sein, zusammen mit der betroffenen Person zu verabreden, was man gemeinsam tun kann, wenn sie Ängste verspürt. Es kann richtig guttun, eine Verabredung darüber zu haben, was die beste Hilfe für die betroffene Person ist, wenn die Ängste kommen. Manche Menschen mit Angststörungen wollen alleine sein, andere hingegen brauchen eine Umarmung. Man muss gemeinsam darauf achten, dass der Plan etwas enthält, was die Betroffenen, so gut es geht, aufbaut – und so wenig wie möglich die Ängste.

Im Schulkontext kann es hilfreich sein, einen Plan zu haben, was man macht, wenn die Betroffenen Angst bekommen. Man kann beispielsweise verabreden, dass es eine bestimmte Person gibt, zu der die Betroffenen gehen können – z. B. eine Vertrauenslehrerin, ein Sekretär oder eine andere Person, die immer anzutreffen ist. Man kann verabreden, dass die Betroffenen eine kurze Pause und einen kurzen Spaziergang machen dürfen oder ein Glas Wasser trinken oder Ähnliches. Wenn es den jungen Menschen schwerfällt, in der Situation, in der die Ängste kommen, darum zu bitten, kann man ein Signal verabreden, z. B. eine gelbe Karte auf dem Tisch. Man kann verabreden, dass sie nach einer kurzen Pause wieder zurück in den Unterricht kommen. Die Eltern während der Schulzeit einzubeziehen, sollte der letzte Ausweg sein, denn das macht es den Kindern und Jugendlichen schwerer, in ihrer Bildungseinrichtung zu bleiben, während die Ängste toben. Außerdem wird die Einbeziehung der Eltern schnell umfangreicher und der Bedarf wird immer umfassender.

Fortschritte anerkennen – auch die kleinen

Es ist sehr motivierend, wenn anderen Fortschritte auffallen und wenn sie nicht nur auf das achten, was immer noch schwerfällt. Manche Kinder und Jugendliche mit Angststörungen haben die Neigung, ihre eigenen Leistungen und Fortschritte zu bagatellisieren, und darum ist es wichtig, dass man die Fortschritte, die sie machen, würdigt – auch wenn sie klein sind. Man würdigt vor allem das Engagement, auch wenn es nicht immer zu Siegen führt. Man würdigt die Kinder und Jugendlichen, weil sie es probieren, nicht weil es ihnen gelingt. Man kann eventuell auch überlegen Belohnungen einzuführen, aber es ist wichtig, dass man sie nicht als Bestechung benutzt (siehe Kapitel 5).

DIE ANGST UND DIE SCHULE

Manchen Kindern und Jugendlichen mit Ängsten fällt es schwer, in die Schule oder in ihre Bildungseinrichtung zu gehen. Wenn sie fernbleiben und wenn man den Verdacht hat, dass Ängste die Gründe dafür sind, ist es wichtig erst auszuschließen, ob es vielleicht noch andere Ursachen dafür gibt. Es kann an vielen Dingen liegen, die nicht unbedingt etwas mit der Angststörung zu tun haben. Z. B. dass sie gemobbt werden, sich ausgeschlossen fühlen oder Konflikte mit Gleichaltrigen haben. Es kann auch sein, dass die Kinder und Jugendlichen sich nicht trauen hinzugehen, weil sie mit den Hausaufgaben und anderen Aufgaben hinterher hängen. Vielleicht bleiben die Kinder und Jugendlichen lieber zu Hause, weil sie in der Zeit, in der die Mitschüler Unterricht haben, fernschauen oder Computer spielen dürfen. Oder es ist etwas zu Hause vorgefallen, was ihnen beim Verlassen des Zuhauses ein ungutes Gefühl macht. Die Möglichkeiten sind vielfältig, und bevor man Schlüsse zieht, ist eine gründliche Analyse wichtig. Die Angststörung, die typischerweise zu Schulverweigerung führt, ist die Trennungsangst, aber auch die Zwangsstörung, die soziale Phobie und die Panikstörung gehören zu den Angststörungen, die häufig mit Schwierigkeiten einhergehen, das Zuhause zu verlassen.

Wenn Kinder oder Jugendliche mit Angststörungen fernbleiben

Wenn junge Menschen wegen Angststörungen Probleme bekommen ihrer Ausbildung nachzugehen, ist es wichtig, dass man gemeinsam einen Plan schmiedet, wie sie die richtige Unterstützung in der Schule bekommen können. Man sollte nämlich weitestgehend versuchen, einem Vermeidungsverhalten in Bezug auf die Schule vorzubeugen. Vielleicht ist es möglich, dass sie Kontaktpersonen, eine Sonderpädagogin oder einen Sonderpädagogen, eine Mentorin oder einen Mentor, zugeordnet bekommen, zu denen sie gehen können, wenn es ihnen im Laufe des Schultages schlecht geht. Es könnte auch die Abmachung geben, dass die Kinder und Jugendlichen eine kleine Pause machen dürfen, wenn die Angst mitten im Unterricht kommt.

Obwohl es hart ist, Kinder oder Jugendliche, die nicht hingehen wollen, in die Schule zu schicken, ist es das einzig Richtige. Denn es nährt die Ängste, wenn sie ihretwegen zu Hause bleiben. Dennoch muss gesagt sein, dass es Fälle geben kann, in denen Kinder und Jugendliche unter so schweren Angstzuständen leiden, dass der Schulbesuch für eine Weile unmöglich ist.

Wenn junge Menschen nicht in die Schule gehen, ist es wichtig, zu Hause die Struktur des Schulalltags einzuhalten. Ansonsten wäre es für sie noch attraktiver, der Schule fernzubleiben, als es schon durch das Vermeiden der Konfrontation mit der Angst ist. Man sorgt dafür, dass sie mit dem Lernmaterial versorgt sind, das zu der Zeit in der Schule verwendet wird, damit sie nicht abgehängt werden. Tut man das nicht, wird es für sie noch schwieriger wieder in die Schule zu gehen.

Für die Kinder und Jugendlichen sollten zu Hause soweit irgend möglich die gleichen Bedingungen gelten wie für Schüler und Schülerinnen und Studierende – d. h. morgens wird zur üblichen Zeit aufgestanden und es wird während der Unterrichtszeit nicht ferngesehen oder am Handy gespielt. Das ist keine Strafe – und sollte auch nicht als solche präsentiert werden –, sondern nur eine Regel, wie sie auch in jeder Schule gilt. Würde man den Kindern und Jugendlichen das Gegenteil anbieten, würde man ihnen keinen Gefallen tun, da dies, wie gesagt, dazu führen könnte, dass es attraktiver ist zu Hause zu bleiben, als in die Schule zu gehen.

Wenn junge Menschen mit Angststörungen eine Zeit lang nicht in die Schule gegangen sind, ist häufig eine große Angst damit verbunden, wieder einzusteigen. Eine Daumenregel ist, je länger sie der Schule ferngeblieben sind, desto behutsamer sollte der Wiedereinstieg sein. Es ist wichtig, dass die Kinder und Jugendlichen sich so umfassend wie möglich an der Planung beteiligen, da sie selbst am besten wissen, was für sie schwierig ist; was ihnen hilft und welche Herausforderungen angemessen sind. Auf diese Weise bekommen sie auch selbst das Gefühl, die Kontrolle zu haben, und es wird genauso ihr eigenes Vorhaben wie das der Erwachsenen.

Ein Beispiel für einen Wiedereinstieg in die Schule könnte beispielsweise so aussehen:

Ziel:	**Ohne elterliche Unterstützung am Unterricht teilnehmen können**
Schritt 1:	Klassenlehrer oder Klassenlehrerinnen kommen zu einem Hausbesuch.
Schritt 2:	Die Schule außerhalb der Öffnungszeit besuchen.
Schritt 3:	Sich mit dem Lehrer oder der Lehrerin im Klassenzimmer treffen, ohne dass andere anwesend sind.
Schritt 4:	An einer Stunde teilnehmen, ein Elternteil wartet draußen.
Schritt 5:	Die Eltern bringen hin und fahren weg, an zwei Unterrichtsstunden teilnehmen, die Eltern holen wieder ab.
Schritt 6:	Selbst in die Schule fahren, an drei Stunden teilnehmen, die Eltern holen ab.
Schritt 7:	Selbst in die Schule fahren, an allen Stunden teilnehmen, die Eltern holen ab.
Schritt 8:	Selbst in die Schule und nach Hause fahren, an allen Stunden teilnehmen.

Es ist keine gute Lösung, eine Person mit Angststörung in die Schule zu zwingen. Aber häufig öffnen sich die Kinder und Jugendlichen dafür, mit kleinen Schritten auf das Ziel zuzugehen, wieder in die Schule einzusteigen, wenn man gemeinsam mit ihnen erforscht, was das eigentliche Problem ist, und die Angst zu etwas werden lässt, das sich außerhalb der Betroffenen befindet und das man mit vereinten Kräften bekämpfen kann.

Informationen für Mitschülerinnen und Mitschüler

Häufig wenden Kinder und Jugendliche viel Energie dafür auf, darüber nachzudenken, was die Mitschüler und Mitschülerinnen von ihnen halten. Den Kindern und Jugendlichen ist bewusst, dass die anderen bemerken, dass es besondere Dinge gibt, die sie tun oder vielleicht nicht können, ebenso dass auf sie besonders Rücksicht genommen wird. Man bespricht immer mit den Kindern und Jugendlichen, was die anderen wissen sollen. Wenn sie dazu bereit sind, ist es oft eine gute Idee, offen über die Ursache zu sprechen, warum die Betroffenen nicht in die Schule gehen oder warum auf sie Rücksicht genommen werden soll. Man verabredet mit den Betroffenen, ob sie möchten, dass man den Mitschülerinnen und Mitschülern davon erzählt, oder ob sie das selbst machen möchten. Es kann auch hilfreich sein, mit der betroffenen Person darüber zu sprechen, was er oder sie von den anderen erwartet. Häufig sollen sie sich einfach so verhalten wie immer, keine besondere Rücksicht nehmen oder etwa aufpassen, was sie sagen. Aber allein dass die anderen Bescheid wissen, kann für den jungen Menschen mit Angststörung eine große Hilfe sein, weil das die Ängste enttabuisiert und weil er oder sie keine Energie darauf verwenden braucht, die Ängste zu verstecken.

Themen, die Angst machen

Es ist nicht angebracht, Unterrichtsthemen zu meiden, die Ängste bei den betroffenen Kindern oder Jugendlichen auslösen könnten. Andererseits kann es – wenn man den Gedanken im Hinterkopf behält, dass in den meisten Klassen eine oder mehrere Personen mit Angststörungen in unterschiedlichen Abstufungen sitzt bzw. sitzen –, eine gute Idee sein abzuwägen, wie man bestimmte Themen präsentiert. Lehrkräfte sollten darauf achten, dass die besagte Gruppe Kinder und Jugendliche die Tendenz hat, von gewissen Informationen beeinflusst zu werden, und Schwierigkeiten damit hat, Risiko und Wahrscheinlichkeit einzuschätzen.

Themen wie z. B. Geschlechtskrankheiten, Verhütung und Sicherheit in den Bereichen Physik und Chemie können dazu beitragen, bei einem jungen Menschen mit Angststörung Ängste auszulösen. Wenn man beispielsweise darüber spricht, welche Sicherheitsvorkehrungen im Physikraum zu treffen sind, dann betont man gleichzeitig, dass keine Gefahr droht, wenn man sich an diese Sicherheitsvorkehrungen hält. Ein junger Mensch mit Angststörungen kann schnell zu „logischen Kurzschlüssen" neigen, wie z. B.: *„Im Physikraum sind gefährliche Flüssigkeiten = Es ist gefährlich, sich im Physikraum aufzuhalten."* Wenn man ein ernstes Thema einleitet – wie etwa HIV/AIDS –, dann achtet man darauf zu betonen, wie klein das Risiko ist, während man über Verhaltensregeln und Gefahren spricht.

DIE ÄNGSTE UND DIE FAMILIE

Für eine Familie ist es eine starke Belastung, wenn Ängste Einzug halten. Denn wenn ein junger Mensch von einer Angststörung betroffen ist, trifft es fast immer auch die Familie in mehr oder minder starkem Ausmaß. Es ist schmerzhaft Zeuge zu sein, wenn das eigene Kind stark leidet, und häufig steht man ohnmächtig daneben und kann nur zusehen, während die Ängste scheinbar nur schlimmer und schlimmer werden. Außerdem belastet die Angststörung direkt oder indirekt die ganze Familie, indem sie einen großen Druck ausübt und den gemeinsamen familiären Aktivitäten häufig Grenzen setzt. Viele Eltern von Kindern und Jugendlichen mit Angststörungen machen die Erfahrung, dass Freunde und Familie sich mit ihrer Meinung und guten Ratschlägen, wie man am besten mit der Angststörung umgehen sollte, einschalten. Auch wenn das gut gemeint ist, kann es leicht das Gefühl verursachen, dass die anderen denken, man solle Dinge anders machen, als man es tut. Oder dass man als Eltern versagt hat und die Angststörung bei dem jungen Menschen selbst verursacht hat.

Zusammenarbeit

Es ist wichtig, dass die Erwachsenen im Umfeld der Betroffenen in ihrem Engagement gegen die Ängste zusammenarbeiten und dass dies auf eine Art und Weise geschieht, mit der alle einverstanden sind. Zum Beispiel ist es nicht zielführend, wenn der eine Elternteil „weich" ist, um zu kompensieren, dass der andere „hart" ist. Das ist nur verwirrend für den jungen Menschen, der nicht weiß, womit er oder sie rechnen kann. Allerdings ist es beinahe unmöglich zu vermeiden, dass es unterschiedliche Standpunkte gibt, wenn es darum geht, den besten Zugang zu wählen. Man sollte besprechen, wie man mit der Angststörung umgeht, damit man nicht gegeneinander arbeitet und das Kind verwirrt.

Wenn große Uneinigkeit unter den Erwachsenen darüber herrscht, wie man der Angststörung am besten begegnen und das Kind unterstützen kann, ist es hilfreich, sich professionelle Hilfe zu suchen, um darüber zu sprechen, wie man unterstützen kann, ohne in das eine oder das andere Extrem abzudriften. Es kann wirklich hart sein, Elternteil eines Kindes mit Angststörung zu sein, und es kann noch härter werden, wenn man sich nicht einig darin ist, wie man es unterstützen soll. Abgesehen davon, dass Uneinigkeit hart für die Paarbeziehung ist, ist sie auch noch wenig zielführend, wenn es darum geht, dem oder der Betroffenen zur Seite zu stehen.

Was ist mit Geschwistern?

Auch wenn es keinesfalls die Absicht der Kinder und Jugendlichen mit Angststörungen ist, kann man kaum verhindern, dass ihre Geschwister auch beeinflusst werden – wenn auch nur indirekt.

Gefühlsmäßig kann es hart sein Zeuge zu werden, wie die eigene Schwester oder der eigene Bruder unter einer Angststörung leidet. Geschwister machen sich oft Sorgen um die betroffene Schwester oder den betroffenen Bruder und manchmal sorgen sie sich auch um die

Eltern, denn sie beobachten, dass die Eltern unter Druck stehen und sich gleichzeitig Sorgen machen. Manchmal reagieren Geschwister auch mit Frustration oder Wut, weil sie sich übersehen fühlen.

Die anderen Kinder der Familie können das Gefühl haben, dass ihnen etwas von der Zeit und Aufmerksamkeit, die ihnen vorher zuteilwurde, verloren geht, weil die Eltern ihre Zeit damit verbringen, dem von Ängsten betroffenen Geschwisterkind zu helfen. Die Angststörung kann der Familie auch Grenzen setzen in dem, was sie unternehmen kann und was nicht. Es kann als frustrierend empfunden werden, wenn die Familie beispielsweise nicht wie sonst in den Urlaub fährt; wenn die Eltern das betroffene Geschwisterkind in die Schule bringen oder es am Abend beruhigen müssen.

Manche Geschwister nehmen besonders viel Verantwortung für das Wohlergehen der Familie auf sich und stellen die eigenen Bedürfnisse zurück, um die Eltern vor mehr Problemen und Stressfaktoren zu bewahren. Sie wollen keine Last sein. Aber ihre kleinen und großen Probleme laufen Gefahr, sich mehr zu vergrößern, als sie es normalerweise tun würden, weil sie geheim gehalten werden.

Es ist wichtig, dass Geschwister mit Informationen über Angststörungen in einer altersangemessenen Form versorgt werden, damit sie verstehen, dass die Ängste nicht gefährlich sind; dass es nichts ist, was man sich selbst aussucht, und dass es gute und wirksame Behandlungsmöglichkeiten gibt. Es ist wichtig darüber zu reden, dass die betroffene Schwester oder der betroffene Bruder jetzt gerade eine bestimmte Art von Rücksichtnahme braucht, aber dass man daran arbeitet, dass die Ängste nicht mehr so viel Raum einnehmen dürfen.

Manche Geschwister von Betroffenen haben Schuldgefühle und haben das Gefühl, dass sie auf die eine oder andere Art daran beteiligt waren, die Ängste hervorzurufen. Es ist wichtig, dass ihnen klar ist, dass niemand je Schuld an einer Angststörung hat – und dass es nicht daran liegt, dass man manchmal rauft oder streitet.

Es ist auch wesentlich, dass die Eltern regelmäßig mit den anderen Kindern der Familie darüber sprechen, wie es ihnen geht. Das geschieht am besten unter vier Augen, damit sie nicht darüber nachdenken müssen, ob das, was sie sagen, ihr Geschwisterkind mit Angststörung traurig macht. Man hilft ihnen dabei, ihre Gefühle zu benennen – auch die schweren, wie z. B. Sorgen, Wut, Genervtheit und Eifersucht. Man erklärt ihnen, dass die Gefühle ganz normal und völlig in Ordnung sind.

Wenn die anderen Kinder der Familie ihren Gefühlen auf unangebrachte Art und Weise Ausdruck verleihen – z. B. indem sie ihre Frustrationen an dem Bruder oder der Schwester mit Angststörung auslassen –, ist es wichtig, dem klare Grenzen zu setzen.

Es ist wichtig, den anderen Kindern der Familie zu erklären, dass es eine Zeit lang besondere Rücksichtnahme und Maßnahmen in Bezug auf den Bruder oder die Schwester mit Angststörung braucht und dass man ihre eventuelle Frustration darüber, dass Rechte, Pflichten und die Aufmerksamkeit der Eltern eine Zeit lang nicht gerecht verteilt werden, anerkennt. Für Geschwister ist es leichter, eine Ungleichbehandlung zu akzeptieren, wenn sie verstehen, was die Gründe dafür sind.

Um zu vermeiden, dass sich die anderen Kinder der Familie zurückgestellt fühlen, kann es hilfreich sein, besondere Unternehmungen mit ihnen zu planen, wo man ihren Bedürfnissen Rechnung trägt, ohne auf die Schwester oder den Bruder mit Angststörung Rücksicht nehmen zu müssen.

Es kann eine gute Idee sein, Geschwister mit zu einer Therapiesitzung zu nehmen, zu der die Schwester oder der Bruder mit Angststörung geht. Das muss man natürlich mit den Betroffenen absprechen. Der oder die Behandelnde kann altersangemessen über Angststörungen aufklären und dabei helfen zu benennen, wie es sich anfühlt, ein Geschwisterkind zu haben, das unter einer Angststörung leidet. Manchmal kann es auch den Bedarf geben, dass die Geschwister selbst einige Therapiesitzungen bei einer behandelnden Person bekommen – eventuell zusammen mit den Eltern. Dem ist insbesondere so, wenn sie mit Rückzug reagieren, sich zu viel Verantwortung aufladen oder wütend und ausagierend werden.

Auf sich selbst achtgeben

Es kann sehr hart sein, einen Sohn oder eine Tochter zu haben, die oder der von einer Angststörung betroffen ist, und es ist wichtig, dass man auf sich selbst achtgibt und seinen eigenen Bedürfnissen nachkommt. Man sollte versuchen, soweit es geht einen normalen Alltag mit den gewöhnlichen Aktivitäten und gemeinsamer Zeit mit Freunden und Familie aufrechtzuerhalten.

Manchmal kann man als Elternteil eines Kindes mit Angststörung unter so großem emotionalen Druck stehen, dass man eine Depression oder Belastungsstörung entwickelt. In diesem Fall sollte man für sich selbst professionelle Hilfe holen.

ANGST UND AUFMERKSAMKEIT

„Früher" sprach man von sekundärem Krankheitsgewinn, wenn eine Person eine Angststörung bekam. Sekundärer Krankheitsgewinn ist ein veralteter Begriff und meint, dass die Betroffenen auf eine Art von ihren Symptomen profitieren – z. B. weil Familie und Fachkräfte Mitleid zeigen und Aufmerksamkeit schenken, sich kümmern und unterstützen wollen. Der Begriff hat zu dem Eindruck beigetragen, die Betroffenen würden sich im Grunde wünschen, an ihrer Krankheit festzuhalten, da sie ja auch etwas Positives daraus ziehen.

Dieses veraltete Verständnis von Angststörungen trägt leider immer noch dazu bei, dass manche – auch Fachleute – eine Angststörung als eine Möglichkeit auffassen, Aufmerksamkeit zu bekommen, und den Eindruck vermitteln, dass die Betroffenen sich einfach nur zusammenreißen müssten. Darum trifft man an bestimmten Stellen auf die Haltung, dass man Menschen mit Angststörungen ignorieren sollte, da man sonst dazu beiträgt, die Ängste aufrechtzuhalten und zu verstärken.

Der Gedanke, dass eine Person sich dafür entscheidet, an etwas so Unangenehmem wie einer Angststörung zu leiden, um Aufmerksamkeit zu bekommen, macht überhaupt keinen Sinn. Wenn es nur darum ginge, könnten die Kinder und Jugendlichen sicher etwas finden, was weniger unangenehm ist.

Man kann sich gar nicht zu viel um eine Person kümmern, die von einer Angststörung betroffen ist. Aber wie bereits beschrieben, kann man sich zu viel um die Ängste kümmern und ihnen damit gute Wachstumsbedingungen verschaffen – z. B. indem man die Betroffenen vor Situationen abschirmt, die die Ängste auslösen, oder sein eigenes Verhalten anpasst, damit die Ängste nicht ausgelöst werden. Die wichtigste Botschaft, wenn man mit Kindern und Jugendlichen zu tun hat, die eine Angststörung haben, ist also: Man muss die Kinder und Jugendlichen unterstützen – und nicht ihre Ängste.

QUELLENVERZEICHNIS

Chansky, T. E.: *Freeing Your Child from Anxiety*. Harmony Books, 2014

Dänisches Gesundheitsamt: *Die Gesundheit der Dänen – Das nationale Gesundheitsprofil 2017 (Danskernes Sundhed – Den Nationale Sundhedsprofil 2017)*, 2018

Dänisches Gesundheitsamt: *Nationale medizinische Richtlinie für die Behandlung von Angststörungen bei Kindern und Jugendlichen (National klinisk retningslinje for behandling af angst hos børn og unge)*, 2016

Dänisches Gesundheitsamt: *Prävalenz, Inzidenz und Aktivität im Gesundheitswesen für Kinder und Jugendliche mit Angststörungen, Depressionen, ADHS und Essstörungen (Prævalens, incidens og aktivitet i sundhedsvæsenet for børn og unge med angst, depression, ADHD og spiseforstyrrelser)*, 2018

Dänisches Gesundheitsamt: *Referenzrahmen für Angststörungen bei Erwachsenen (Referenceprogram for angstlidelser hos voksne)*, 2007

Dänisches Gesundheitsamt: *Statistische Erfassung von Krankheiten in Dänemark (Sygdomsbyrden i Danmark)*, 2015

Foxman, P.: *The Worried Child: Recognizing Anxiety in Children and Helping Them Heal*. Hunter House Publishers, 2004

Jørgensen, L., Matthiesen, S.M.S. & Thastum, M.: *Børn og angst – håndbog til forældre og andre voksne omkring den unge*. Dansk Psykologisk Forlag, 2014

Rapee, R.M., Wignall, A., Spence, S.H., Cobham, V. & Lyneham, H.: *Helping Your Anxious Child – A Step-by-Step Guide for Parents*. New Harbinger Publications, 2008